Augentraining – So stärken Sie Ihre Sehkraft

Für meine Eltern in Dankbarkeit

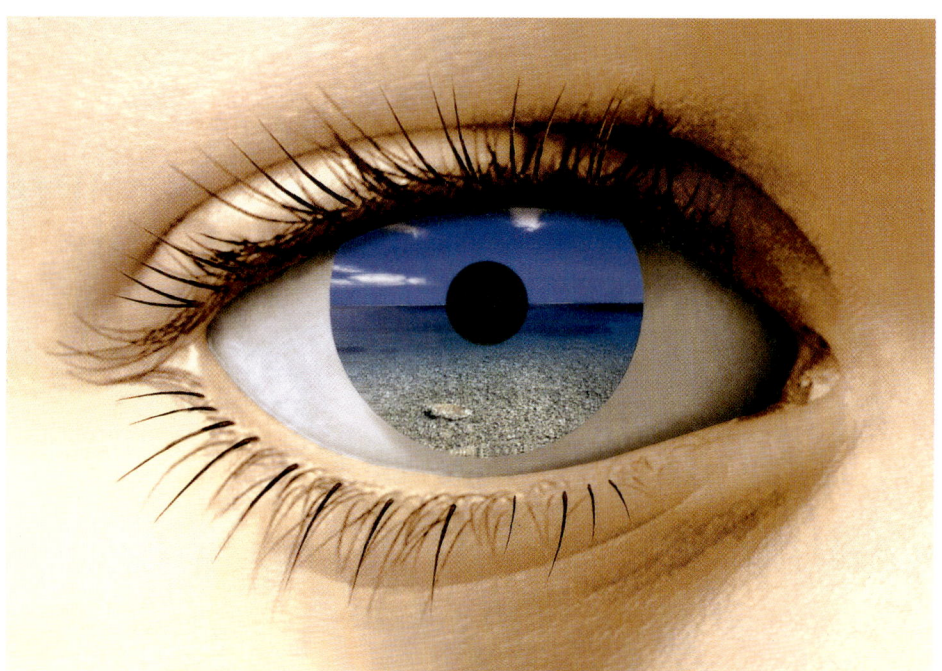

Danksagung

Hiermit möchte ich allen meinen FreundInnen und KollegInnen danken, die mir bei der Entstehung dieses Buches mit Rat und Tat zur Seite gestanden haben.

Besonderer Dank gilt Dr. Dieter Schneider für seinen fachlichen Rat und seine Kompetenz beim Überarbeiten des Manuskripts, Gisela Wesche-Nielsen, Helga Grzyb und Carsten Schmeißer für ihre wertvollen Tips, Pierre A. Bayle für seine Fotoarbeiten und nicht zuletzt Andrzej Sitkowski für seine liebevolle Unterstützung und die Bereitstellung seines Computers.

Uschi Ostermeier-Sitkowski

Augentraining

So stärken Sie Ihre Sehkraft

Augenübungen und Sehspiele
Überanstrengte Augen entspannen
Mit praktischen Tips für den Bildschirmarbeitsplatz

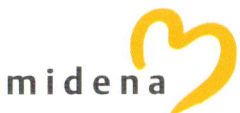

midena

Die Autorin:
Uschi Ostermeier-Sitkowski ist Heilpraktikerin, Seh- und Yoga-
lehrerin. Sie arbeitet seit vielen Jahren in eigener Praxis und leitet
Kurse, Fortbildungen und Seminare im In- und Ausland, u.a. in
Polen, Griechenland und Afrika.

Wichtiger Hinweis
Die im Buch veröffentlichten Ratschläge wurden mit größter
Sorgfalt von Verfasserin und Verlag erarbeitet und geprüft.
Eine Garantie kann jedoch nicht übernommen werden. Ebenso
ist eine Haftung der Verfasserin bzw. des Verlages und seiner
Beauftragten für Personen-, Sach- oder Vermögensschäden aus-
geschlossen.

Bildnachweis
Umschlagfoto: ZEFA/Lukasseck
Fotos: arsEdition 78; Pierre A. Bayle 2, 127; alle anderen:
Uschi Ostermeier-Sitkowski

Midena Verlag, München
© 2000 Weltbild Ratgeber Verlage GmbH & Co. KG

Projektleitung: Franz Leipold
Illustrationen: Monika Ostermeier, Durach/Kempten
Umschlaggestaltung: H3A GmbH, München
Satz: satz-studio gmbh, Bäumenheim
Reproduktion: Repro Ludwig, A-Zell am See
Printed in Germany

ISBN 3-310-00697-2

Inhalt

Geleitwort

Die von der Autorin Uschi Ostermeier-Sitkowski in diesem Buch dargestellten Augenübungen sind ein Weg zu klarerem Sehen. Fast die Hälfte aller Gehirnnerven sind nur für die Augen zuständig. Da 90 % des Sehens im Gehirn und im Geist stattfinden und nur 10 % in den Augen, erfordert die Verbesserung der Sehkraft eine Veränderung der Sehgewohnheiten. Indem Sie Ihre Augen aktivieren und entspannen, wird Ihr Geist zu 80 % Ihres allgemeinen Bewußtseins angeregt.

In meiner Arbeit als Verhaltensoptometrist habe ich während der letzten 25 Jahre die in diesem Buch aufgeführten Übungen und Praktiken mit meinen Patienten durchgeführt. Als Professor für Optometrie habe ich Sehverbesserungen klinisch getestet. Diese sind durch tägliche Durchführung der Augenübungen möglich. Ich stellte 30 % Sehverbesserung bei einer Gruppe von 50 Personen in nur 21 Tagen fest. Die Übungen sind ein Wegweiser zu Gehirn, Geist und Seele. Wenn die innere Sicht erwacht, wird die äußere Sehkraft schärfer. Dies überträgt sich auf Ihr ganzes Leben, und Ihre ganze Umwelt wird klarer. Vielleicht werden irgendwann Ihre Brillengläser zu stark. Lassen Sie sich dann schwächere Gläser verschreiben. Integrieren Sie die Übungen in Ihr tägliches Leben. Dies bringt Erfolg. Seien Sie nicht überrascht, wenn Sie Ihr Leben plötzlich anders sehen. Zusätzlich zur Sehverbesserung ist das ganzheitliche Sehtraining ein wertvolles Mittel, Ihr ganzes Leben zu verändern. Besseres Lesen und körperliche Betätigung, ein schärferes Gedächtnis, weniger Anspannung in den Augen und das Potential für mehr Kontaktfreudigkeit sind oft das Ergebnis.

Letztendlich werden Sie wahrscheinlich über die reinen Augenübungen hinausgehen. Denn: Die Sehkraft aktivieren bedeutet auch das Herz öffnen. Schauen Sie durch Ihre Augen mit Wertschätzung und Dankbarkeit. Erleben Sie Ihr alltägliches Leben wie ein Kind, das zum ersten Mal die Welt wahrnimmt. Auf diese Weise ist Ihr Sehen liebevoll. Dies erreichen Sie, wenn Sie das Sehen durch das linke und das rechte Auge miteinander verbinden. Wenn die Wahrnehmung beider Augen sich verbindet, entsteht ein Gefühl von Liebe. Dies führt zur Aktivierung der Selbstheilungskräfte. Wenn Sie lernen, diesen Zustand der Integration und des Sehens mit dem Herzen und der Seele aufrecht zu erhalten, reagieren Sie weniger und genießen dafür die Klarheit. Feiern Sie, wenn Sie einen ›Aufblitzer‹ klaren Sehens erleben. Ihr Herz ist dann geöffnet, und Sie schauen mit Liebe.

Prof. Dr. Robert-Michael Kaplan
Direktor des International Vision Institute in Portland, USA

Vorwort

Mehr als die Hälfte der Menschen in unserer westlichen Welt leidet an Einschränkungen des Sehvermögens und benötigt bereits eine Sehhilfe. Durch die vielseitigen Belastungen wie Bildschirmarbeit, Fernsehen, Streß und rasante Geschwindigkeit in allen Lebensbereichen ist die Tendenz steigend.

Über 70 % der Sinneseindrücke nehmen wir über die Augen auf. Die meisten Menschen – bis auf seltene Ausnahmen, in denen genetische Komplikationen auftreten – werden mit gesunden Augen geboren. Fehlsichtigkeiten stellen sich erst in der Kindheit, im jugendlichen Alter oder später ein. Viele kennen dann keine andere Möglichkeit, als sich mit Brillen, Kontaktlinsen und immer stärker werdenden Gläsern abzufinden.

Man sieht nur mit dem Herzen gut. Das Wesentliche ist für die Augen unsichtbar.
Antoine de Saint-Exupéry

    Das muß nicht so sein – wir können lernen, mit dem Sehen bewußter umzugehen, unsere Augen zu entspannen und somit die Verschlechterung der Sehfähigkeit aufzuhalten, unsere Sehkraft zu verbessern und eine neue Sichtweise zu erlangen.

    Am Vorgang des Sehens sind maßgeblich das Gehirn und dessen Interpretation des Gesehenen beteiligt. Außerdem ist das Auge ein Organ, das besonders stark mit der Psyche verbunden ist. Bei der Verordnung von Brillengläsern werden jedoch diese Aspekte meist wenig oder gar nicht in Betracht gezogen.

Dieses Thema hat mich persönlich seit vielen Jahren beschäftigt, da ich selbst betroffen bin. Im Alter von etwa 13 Jahren bekam ich meine erste Brille wegen Kurzsichtigkeit. Mit den in den folgenden Jahren immer stärker werdenden Gläsern konnte ich mich nie abfinden – ich habe sie immer als Behinderung empfunden. Jahrelang quälte ich mich mit Kontaktlinsen, die für mich immer ein störender Fremdkörper waren. Dadurch wurde ich so extrem lichtempfindlich, daß ich oft sogar bei bedecktem Wetter eine Sonnenbrille trug.

Als ich mich später mit Yoga und anderen Entspannungsmethoden beschäftigte, stieß ich auf ein Buch über die natürliche Verbesserung der Sehfähigkeit. Davon hatte ich bisher noch nie etwas gehört. Es faszinierte mich so, daß ich sofort einen Wochenendkurs besuchte. Schon während dieser paar Tage verbesserte sich meine Sehkraft. Mir wurde bewußt, daß meine Sehfähigkeit nicht gleichbleibend schlecht ist, sondern daß ich selbst etwas dafür tun kann, sie zu verbessern. Bis zum heutigen Tag konnte ich meine Brille von −5,0 Dioptrien auf die Hälfte reduzieren. Es gibt auch Zeiten, in denen ich völlig klar sehe. Dies passiert immer in einem Zustand der völligen Entspannung und wenn ich nicht versuche, scharf zu sehen. Mein Sehen verändert sich je nach Grad der Anspannung, der emotionalen Belastung oder der Lichtverhältnisse. Ich bin nicht mehr von der Brille abhängig. Früher hätte ich mir nicht vorstellen können, irgend etwas ohne Brille zu tun. Jetzt spüre ich die Kraft zu klarem Sehen in mir.

Seit 10 Jahren gebe ich meine Erfahrungen auf dem Gebiet des ganzheitlichen Sehtrainings in Einzelstunden und Seminaren im In- und Ausland weiter. Dieses Buch betrachte ich als Zusammenfassung meiner Arbeit. Die meisten Übungen sind so einfach, daß Sie sie in Ihr Alltagsleben integrieren können. Einige können sogar völlig unbemerkt durchgeführt werden. So können Sie ohne viel zusätzlichen Zeitaufwand eine neue Sichtweise und neue Sehgewohnheiten erlernen. Ich möchte Sie einladen, die Übungen in diesem Buch auszuprobieren und sich spielerisch und mit Begeisterung auf den Weg zu klarerem Sehen zu begeben.

Uschi Ostermeier-Sitkowski
Durach, im Frühjahr 1998

Geschichtliche Bedeutung

Bereits in den Hochkulturen des Altertums wurde dem Auge und dem Sehen besondere Bedeutung zuteil. Der ägyptische Hauptgott Horus, Sohn der Isis und des Osiris (Osiris = der Vieläugige, gr. os = viel, iris = Auge), war der Welt- und Lichtgott. Seine Augen waren Sonne und Mond. Er fuhr das mit Augen geschmückte Sonnenboot und war der Träger der Sonnenscheibe.

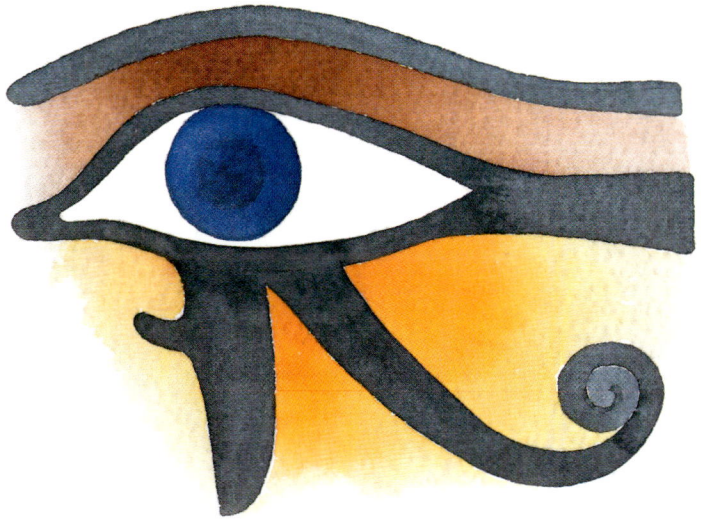

Das Horus-Auge steht für die Wiedergeburt alles Untergegangenen und die Überwindung des Todes.

Im antiken Griechenland wurde die Sonne das Auge der Welt genannt. Die alten Griechen betrachteten die Iris des Auges und den Regenbogen als Götterboten.

Die indischen Veden berichten von den sieben Strahlen der Sonne, die den sieben Farben der Iris im Auge oder des Regenbogens entsprechen. Buddhistische Gottheiten, wie z.B.

die Göttin Tara, werden mit fünf zusätzlichen Augen auf der Stirn, den Händen und Füßen dargestellt. Diese gelten als Zeichen der Erleuchtung.

Auf die gleiche Weise trägt Christus die fünf Wunden der Kreuzigung, in der rechten Seite und an den Händen und Füßen. Im Christentum wird die Dreieinigkeit mit dem Dreieck und dem Auge Gottes dargestellt.

Der Sehvorgang

Lesen Sie die Einführung sorgfältig durch, da es bei manchen der beschriebenen Übungen sinnvoll ist, die Anatomie des Auges zu kennen und den Sehvorgang zu verstehen.

Die Augen liegen in den von Schädelknochen gebildeten Augenhöhlen – eingebettet in weiches Fettgewebe. Jedes Auge wird von 6 Muskeln, den äußeren Augenmuskeln umgeben. In einem exakten Zusammenspiel sorgen sie dafür, daß sich das Auge in alle Richtungen bewegen kann und daß sich beide Augen auf einen zentralen Punkt einstellen können (siehe Seite 72).

Oft stehen Fehlsichtigkeiten mit einer Anspannung dieser Augenmuskeln in engem Zusammenhang. Deshalb ist das

Der Augapfel mit seinen 4 geraden und 2 schrägen äußeren Augenmuskeln

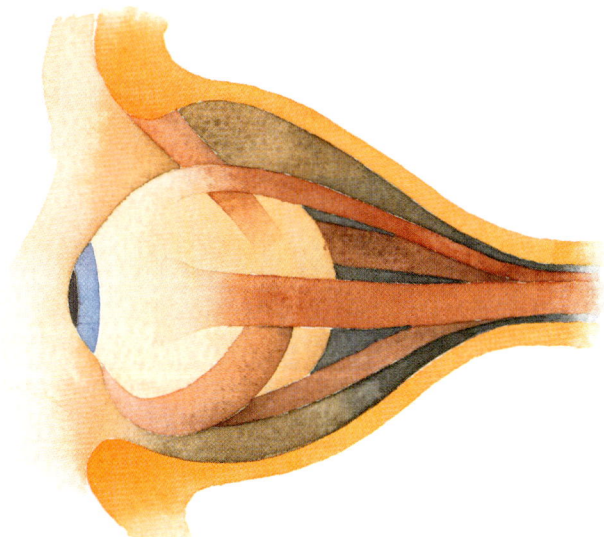

Training und die Entspannung der Augenmukeln ein wichtiger Teil des ganzheitlichen Sehtrainings.

Der Augapfel ist kugelförmig und wird von 3 Augenhäuten umgeben. Die äußere **Lederhaut** erhält als feste Kapsel die Form des Augapfels. Im vorderen Abschnitt wird sie teilweise von der Bindehaut überzogen und geht in die durchsichtige Hornhaut über. Die mittlere Schicht, die **Aderhaut**, enthält die Blutgefäße und zahlreiche Pigmentzellen. An den vorderen Teil der Aderhaut schließt sich der Ziliarkörper mit dem Ziliarmuskel und der Regenbogenhaut (Iris) an. Ein ringförmiger Muskel am Rande der Iris reguliert die Größe der Pupille. Die innere Schicht ist die **Netzhaut** (Retina) mit den Sehzellen, den Stäbchen und Zapfen. Das Innere des Auges besteht aus dem Kammerwasser, der Linse und dem Glaskörper.

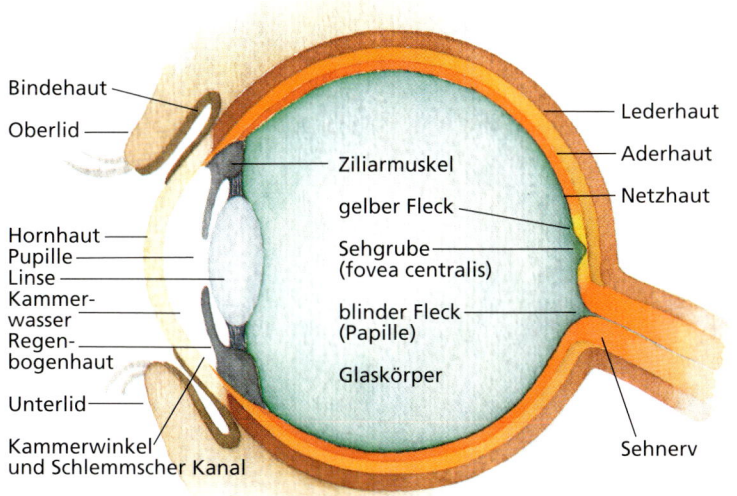

Auge im Längsschnitt

Wie funktioniert nun das Auge? Das Sehen ist ein sehr komplexer Vorgang, der noch nicht vollständig erforscht ist.

Zunächst fällt das einfallende Licht auf die Hornhaut, wo die erste Brechung stattfindet. Dann tritt es durch das Kammerwasser und durch die Pupille und trifft auf die Linse, wo es weiter gebrochen wird. Daraufhin nimmt es seinen Weg durch den Glaskörper hindurch und fällt dann seitenverkehrt

Die Netzhaut ist Teil des Gehirns. Die Augen bilden quasi den sichtbaren Teil des Gehirns – sie verraten, was im Gehirn vorgeht.

und auf den Kopf gestellt auf die Sehzellen der Netzhaut. Die etwa 75 bis 120 Millionen **Stäbchen** sind zum Rand der Netzhaut hin dichter angeordnet und für das Schwarz-Weiß-Sehen, d.h. die Hell-Dunkel-Wahrnehmung, zuständig. Die etwa 3,5 bis 6 Millionen **Zapfen** besorgen das Farbensehen und konzentrieren sich auf die Mitte, den gelben Fleck. Das Zentrum des gelben Flecks (Macula lutea) bildet die Fovea centralis, die Stelle des schärfsten Sehens, mit einem Durchmesser von nur 0,1 mm. Hier befinden sich etwa 150 000 Zapfen. Nur die Lichtstrahlen, die genau hier auftreffen, werden als scharfes Bild wahrgenommen. Im Bereich der Sehnervenaustrittstelle (Papille) gibt es keine Rezeptoren – diese Stelle der Netzhaut ist daher blind (blinder Fleck).

Auf der Netzhaut setzen photochemische Reaktionen die optischen Reize in Nervenimpulse um und leiten diese über die Sehnerven zum Sehzentrum im Gehirn weiter. Am Hinter-

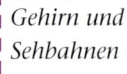

Gehirn und Sehbahnen

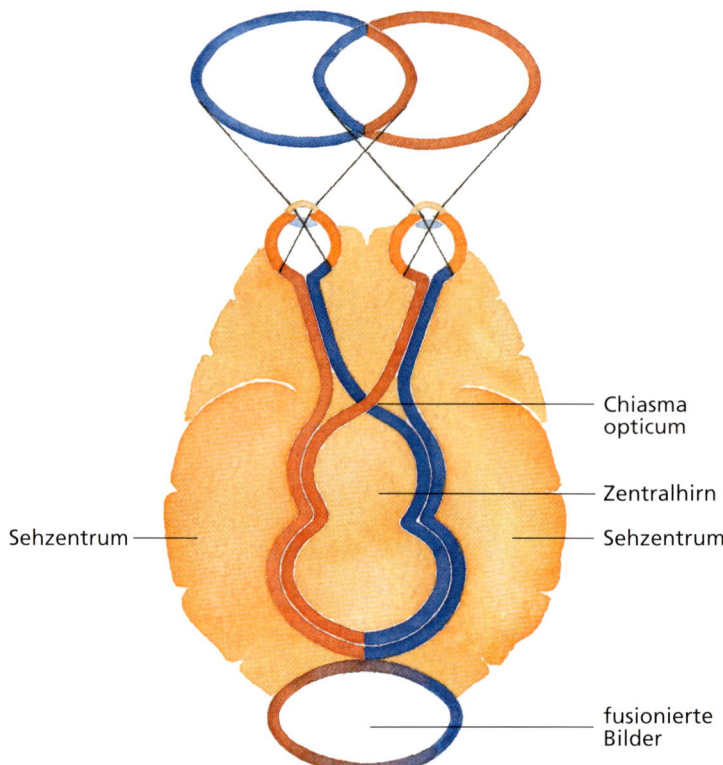

Chiasma opticum

Zentralhirn

Sehzentrum

Sehzentrum

fusionierte Bilder

kopf, an der Schädelbasis, findet das eigentliche Sehen statt. Ein Großteil der Nervenbahnen kreuzt sich im Chiasma opticum, an einer Stelle im vorderen Teil der Schädelbasis (siehe Übungen zur Gehirnintegration, Seite 52).

Das Gehirn erhält Informationen aus dem rechten und linken Auge, die es dann zu einem einzigen Bild verschmilzt (siehe Fusionsübungen, Seite 72).

Wenn das Gehirn stark unterschiedliche Bilder von beiden Augen erhält, drückt sich dies als Fusionsproblem aus.

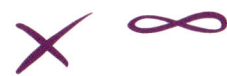

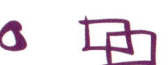

Die Einstellung von der Nähe in die Ferne, die Akkommodation, besorgt das Zusammenspiel der Augenlinse, des ringförmigen Ziliarmuskels und der Aufhängefasern der Linse. Bei der Einstellung in die Ferne ist der Ziliarmuskel entspannt, die Aufhängefasern sind gespannt, die Linse wird abgeflacht. Bei der Einstellung in die Nähe ist der Ziliarmuskel angespannt, die Aufhängefasern sind locker und die Linse verdickt sich.

Beachten Sie

Wenn Sie in die Weite schauen, ist Ihre Linse im Normalzustand und der Ziliarmuskel entspannt, während beim Lesen und bei Naharbeit der Ziliarmuskel in ständiger Anspannung ist und hart arbeitet, um die Naheinstellung aufrecht zu erhalten.

*Nah- und Fernein-
stellung des Auges*

Akkommodierendes Auge

Aufhängefasern
der Linse

Ziliarmuskel

Linse

Aufhängefasern
der Linse

Ziliarmuskel

Linse

Einstellung in die Ferne   Einstellung in die Nähe

Oft wird das Auge des Menschen mit einer Kamera verglichen. Am Vorgang des Sehens ist jedoch der ganze Mensch beteiligt, mit seiner individuellen Art, die Umwelt wahrzunehmen, mit seinen Erfahrungen und Erinnerungen, mit seinen Gefühlen und deren Ausdrucksformen.

Sehen mit Sonne und Licht

Wär' nicht das Auge sonnenhaft, die Sonne könnt' es nie erblicken.
Johann Wolfgang von Goethe

Bereits 1943 schreibt Aldous Huxley: »In den letzten Jahren hat sich die äußerst schädliche und vollkommen unbegründete Vorstellung verbreitet, Licht sei schlecht für die Augen.« Diese Meinung hat sich nun bis kurz vor der Jahrtausendwende soweit gesteigert, daß bereits davor gewarnt wird, sich überhaupt noch der Sonne auszusetzen, die gefährliche Strahlung aufzunehmen und bei Sonneneinstrahlung ohne Sonnenbrille ins Freie zu gehen.

Dabei geht es vor allem um die UV-Anteile des Sonnenlichts. Je nach Stand der Sonne zu bestimmten Jahres- und Tageszeiten und in den unterschiedlichen Ländern ist mehr oder weniger UV-Licht verfügbar. Das UV-Licht wird durch die Erdatmosphäre gefiltert und durch Fensterglas, Sonnenbrillen und Kleidung vom Körper abgehalten. Durch das Ozonloch und die immer dünner werdende Erdatmosphäre trifft vermehrt UV-Strahlung auf die Erde.

Es gibt verschiedene Arten von UV-Strahlung, die heutzutage alle als gesundheitsschädlich gelten. UV-Licht ist verantwortlich für den fortschreitenden Alterungsprozeß der Haut und das Entstehen von Hautkrebs. Es ist aber gleichzeitig der biologisch aktivste Anteil des Sonnenlichts. In großen Mengen ist UV-Licht sicherlich schädlich, aber in geringen Maßen aufgenommen ist es gesundheitsfördernd und lebenserhaltend.

Ein wichtiges Organ bei der Regulierung des Wach-Schlaf-Rhythmus ist die Zirbeldrüse (Epiphyse) im Zentrum des Gehirns. Sie fungiert als Lichtmeßinstrument des Körpers, indem sie die Informationen über die Augen und den Hypothalamus empfängt und als hormonale Botschaften an den Körper und Geist aussendet.

Wenn wir kein oder nur wenig Licht über die Augen aufnehmen, kann es neben allgemeinen Mangelerscheinun-
gen auch zu hormonellen Störungen im Körper kommen.

Heute gibt es bereits Linsen und Gläser, die die UV-Strahlung
vollständig blockieren. Studien des amerikanischen Photo-
biologen Dr. John Ott besagen, daß gerade das über das Auge
aufgenommene UV-Licht das Immunsystem stimuliert. Eine
Abschottung gegen UV-Strahlen kann also zu einer ernsten
Schwächung der Körperabwehr führen.

Weitere positive Aspekte des UV-Lichts: Es fördert z.B. die
Aufnahme von Kalzium und anderen Mineralien über die
Vitamin-D-Synthese, senkt den Blutdruck, erhöht die Herz-
leistung, senkt Cholesterinwerte, fördert die Gehirndurch-
blutung, regt die Schilddrüse und damit den Stoffwechsel an
und wirkt heilend bei vielen Hautkrankheiten.

Sicherlich ist es richtig, sich vor zu intensiver Strahlung zu
schützen. Aber auch hier gilt, wie in vielen anderen Lebensbereichen: Alles in Maßen!

- Tragen Sie bei extremer Sonneneinstrahlung, z.B. mit-
  tags, am Meer, im Schnee, im Hochgebirge und wann
  immer es wirklich notwendig ist (also immer bevor Sie
  die Augen zusammenkneifen müssen), eine wirklich
  gute, dunkle Sonnenbrille mit guten optischen Gläsern.
- Wenn dagegen die Sonne nicht oder schwach scheint,
  ist eine nicht getönte Brille zu empfehlen. Durch das
  häufige Tragen dunkler Brillen werden die Augen nämlich immer mehr lichtempfindlich, und oft muß die ver-
  minderte Sehfähigkeit wegen zu dunkler Gläser durch
  eine höhere Dioptrienzahl ausgeglichen werden.

Mehr Licht = mehr Sehkraft!
Das Sehen funktioniert durch den Kontrast Hell – Dunkel.
Sehen ist nur mit Hilfe des Lichtes möglich, wodurch die op-

tischen Informationen zum Gehirn geleitet werden. Der Sinnesapparat braucht aber auch die Dunkelheit, um sich zu regenerieren und neuen Sehpurpur zu bilden, der für das Sehen unerläßlich ist. Die Augen können dann wirkungsvoll arbeiten, wenn wir Ihnen erlauben, zwischen vollständiger Dunkelheit und hellem Licht abzuwechseln.

Wichtig

Bei sehr starken Brillengläsern, die das Licht ja viel stärker brechen, kann es durchaus angebracht sein, die Gläser zu tönen, wenn Sie sich damit wohler fühlen. Besprechen Sie dies mit Ihrem Optiker und probieren Sie verschiedene Gläser aus.

Wenn Sie sehr lichtempfindlich sind, empfehle ich Ihnen die Übungen Sonnenbaden und Lichtblitzen (siehe Seite 79, 82). Damit können Sie sich wieder an mehr Licht gewöhnen und vielleicht mit einer weniger stark getönten Brille auskommen.

Gutes Sehen mit Bewegung

Sehen ist wie alle Sinneswahrnehmungen an Bewegung gebunden. Beobachten Sie einmal Kleinkinder. Wenn sie umherschauen, ist alles in Bewegung: der Körper, der Kopf und die Augen. Genauso ist es bei Naturvölkern. Diese Menschen bewegen sich viel in der freien Natur, schauen in die Weite, anstatt sich mit feinen Arbeiten in der Nähe zu beschäftigen.

Nichts ist in Ruhe, alles bewegt sich, alles ist in Schwingung.
Hermes Trismegistos

Wenn Sie dagegen eine stark kurzsichtige Person bitten, die Brille abzunehmen, werden Sie feststellen, wie starr und bewegungslos der Blick ist, wie überhaupt die ganze Gegend um die Augen erstarrt und energielos wirkt.

Im normalsichtigen Auge findet ständig Bewegung statt. Dies sind ganz feine Schwingungen (saccadische Bewegung), die das Sehen überhaupt ermöglichen. Diese Saccaden sind unglaublich schnell, etwa 50 bis 150 pro Sekunde. Sie regen die Nervenzellen auf der Netzhaut an und setzen das Bild, das Sie gerade anschauen, in blitzschnellen Bewegungen auf Ihrer Netzhaut zu einem Ganzen zusammen – ganz im Gegensatz zur Kamera.

Verlangsamt sich die saccadische Bewegung, wird das Sehen unscharf. Wird sie jedoch erhöht, können wir schärfer sehen. Durch mehr Körperbewegung können wir die saccadische Bewegung im Auge erhöhen. Es ist nachgewiesen, daß durch erhöhte saccadische Bewegung und durch Schwerelosigkeit die Sehkraft gesteigert wird.

> **Tip**
>
> Ein Rezept für scharfes Sehen: Bewegen Sie sich viel. Halten Sie Körper und Kopf in Bewegung und lassen Sie die Augen locker wandern, wenn Sie etwas anschauen. Atmen Sie tief. Entspannen Sie sich und lassen Sie los (Schwerelosigkeit).

Je nachdem, ob Sie hier die schwarze oder weiße Fläche betrachten, nimmt Ihr Gehirn etwas anderes wahr.

Sehen mit dem ganzen Gehirn

Bekanntlich findet das Sehen nicht gesondert im Auge, sondern im Gehirn, genauer gesagt im Sehzentrum im Hinterkopf statt. Erst seit einiger Zeit weiß man, daß auch andere Teile des Gehirns am Sehen beteiligt sind.

Das Großhirn besteht aus zwei Hälften: Die linke Gehirnhälfte kontrolliert die rechte Körperseite, und umgekehrt reguliert die rechte Gehirnhälfte die linke Körperseite. Ein Schlaganfall in der linken Gehirnseite führt bekanntlich zu Lähmungserscheinungen in der rechten Körperhälfte.

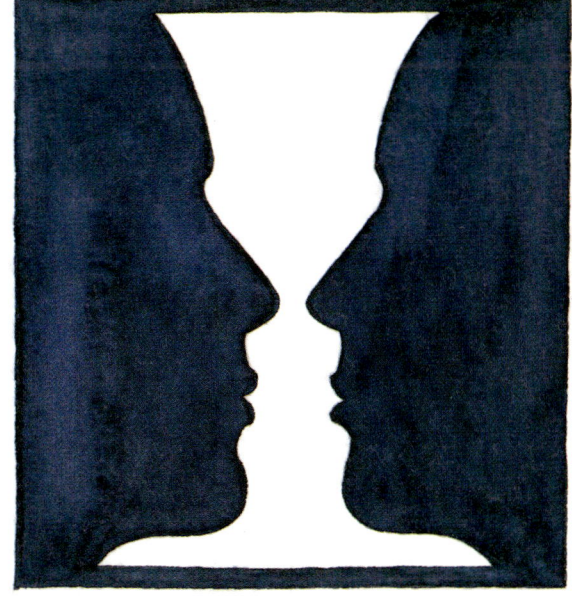

Linke Gehirnhälfte	Rechte Gehirnhälfte
Rationales Denken	Emotionalität
Logik	Wahrnehmung
Zahlen	Musik
Analysieren	Ganzheitlichkeit
Zeitgefühl	Gefühl für Räumlichkeit
Anspannung	Entspannung
Urteilen	Intuition
Geschriebene Sprache	Ideen und Einfälle
Beschäftigung mit	Betrachten des
Einzelheiten	Ganzen

Die Dinge sind nie so, wie sie sind, sie sind immer das, was man aus ihnen macht.
Jean Anouilh

Jemand, bei dem viele Eigenschaften des rechten Gehirns stark ausgeprägt sind, wird oft als »Träumer« bezeichnet, während jemand, der viele linkshirnige Fähigkeiten vorweisen kann, eher der »Denker« ist.

Der Träumer läßt sich oft von Gefühlen überwältigen, beschäftigt sich nicht so gerne mit Dingen in der Nähe und mit Kleinigkeiten. Er neigt dadurch zur Weitsichtigkeit.

Der Denker dagegen plant alles bis ins Detail, beschäftigt sich viel mit Kleinigkeiten und in der Nähe. Er steht ständig unter Streß und ist angespannt und »verklemmt«. Er neigt zur Kurzsichtigkeit. Natürlich können sich manche Eigenschaften auch überschneiden.

Optimal ist es, wenn wir ausgeglichen sind und beide Gehirnhälften »eingeschaltet« haben. Solche Menschen können ihr Potential voll nutzen, z.B. ein Naturwissenschaftler, der in seiner Freizeit in einem Orchester spielt oder Bilder malt. Ein prominentes Beispiel dafür war Einstein, der auch ausgezeichnet Violine spielte.

Was hat nun dies alles mit dem Sehen zu tun? Sehen steht in Zusammenhang mit den intellektuellen Funktionen, der Koordination des ganzen Körpers, der räumlichen Orientierung und den Emotionen. Es ist also wichtig, das Sehen als ganzheitlichen Prozeß zu betrachten, bei dem die Gehirnintegration eine grundlegende Voraussetzung ist.

In der Kinesiologie wurden ganz einfache Übungen entwickelt, um die beiden Gehirnhälften »einzuschalten« (siehe Übungen zur Gehirnintegration, Seite 52). Diese Übungen koordinieren nicht nur den Verlauf der Sehnerven, sondern auch anderer wichtiger Nervenbahnen. Legastheniker lernen durch die Integration der Gehirnhälften fließend lesen und schreiben. Im ganzheitlichen Sehtraining wird durch die kinesiologischen Übungen die Voraussetzung für gutes Sehen im Gehirn geschaffen.

Sehen mit dem Gedächtnis

Sehen funktioniert mit der Erinnerung, mit dem Wiedererkennen. Ein Bild, das Sie in Ihrem Gedächtnis haben, erkennen Sie viel schneller als etwas Unbekanntes.

Man sieht oft etwas hundertmal, tausendmal, ehe man es zum ersten Male wirklich sieht.
Christian Morgenstern

Denken Sie daran, wenn Sie z.B. zum ersten Mal mit einem versierten Pilzesammler »in die Pilze« gehen. Obwohl er Ihnen vielleicht eine Stelle zeigt, an der es viele Pilze gibt, hat er nach einer halben Stunde seinen Korb voll, während Sie nur drei kleine Pilze gefunden haben. Der Pilzekenner hat dies schon so oft gemacht. Er kennt die Pilze und er hat in seinem Gedächtnis, in seiner Erinnerung eine genaue Vorstellung von dem Pilz, den er sucht. Deswegen springt ihm dann das reale Bild auch sofort ins Auge.

Psychologische Aspekte des Sehens

Nicht nur das Gehirn ist neben den Augen am Sehen beteiligt. Ein anderer wesentlicher Faktor ist die Psyche des Menschen. So heißt es auch im Volksmund: Das Auge – Spiegel der Seele. Dies können wir täglich im Umgang mit unseren Mitmenschen erleben.

In den Augen spiegeln sich Gefühle wider, und wir können Freunden, Kollegen und sogar Fremden einiges von den Augen ablesen. Manche Augen blicken offen, freundlich, liebevoll, während andere hart, verschlossen, zurückgezogen sind oder Wut, Haß und Ablehnung ausdrücken.

Die Augen verbinden uns mit der Außenwelt, spiegeln Gefühle, die wir zu verbergen suchen. Deshalb ist es nicht verwunderlich, wenn viele Menschen Schwierigkeiten haben, Augenkontakt aufzunehmen. Dabei teilen wir ja unser tiefstes Innenleben mit. Manche Menschen empfinden es auch als Schutz, Ihre Augen hinter Brillengläsern zu verbergen.

Die Augen sind Fenster der Seele.
William
Shakespeare

Das Sehen, heißt es, ist der Sinn, der am meisten mit der Psyche zu tun hat. Dr. Wolfgang Schultz-Zehden, der »Vater« der psychosomatischen Augenmedizin in Deutschland, sagt: »Bei mindestens 40 Prozent aller Augenerkrankungen sind psychosomatische Aspekte nachweisbar, so daß psychotherapeutische Hilfe angebracht erscheint.«

Dies drückt sich schon durch ganz alltägliche Situationen aus: Jemand hat vor Angst weit geöffnete Augen. Die Eng- und Weitstellung der Pupille wird neben der einfallenden Lichtmenge (viel Licht – enge Pupille, wenig Licht – weite Pupille) auch vom vegetativen Nervensystem gesteuert. Bei Sympathikusreaktionen wie Erregung und Angst wird die Pupille weit geöffnet. Dadurch wird das Sehen unscharf. Der Parasympathikus reguliert Körperfunktionen in der Entspannung. Er verengt die Pupille, und das Sehen wird scharf. Dies zeigt, wie wichtig Entspannung für gutes Sehen ist.

So reagiert die Pupille auch auf Gefühle. Es ist allgemein bekannt, daß sich bei Angst die Pupillen weit öffnen, während sie sich bei Wut verengen. In meiner Arbeit mit Fehlsichtigen habe ich mehrmals erlebt, wie ein Kurzsichtiger für einen kurzen Augenblick oder auch einen längeren Zeitraum völlig klar sehen konnte, wenn er seine Wut erlebte und ausagierte.

Angst kann das Sehen stark beeinträchtigen.

Die Emotion, die das Sehen am meisten beeinträchtigen kann, ist die **Angst**. Die häufigsten neurovegetativen Symptome, die bei Angst auftreten, sind Pulsbeschleunigung, Blutdruckerhöhung und Augeninnendruckerhöhung. Wenn ein solches Verhaltensmuster sich häufig wiederholt und chronisch wird, kann dies zu verspannten Augenmuskeln (dies ist sehr häufig bei Kurzsichtigkeit) bis zu erhöhtem Augeninnendruck (Glaukom oder grüner Star) führen.

Angst erzeugt im Körper Streß und Anspannung. Je nachdem, wie streßresistent wir sind, werden wir im täglichen Leben von angstmachenden und streßauslösenden Situationen umgeben. Die Medien sind voll davon. Dazu kommen die persönlichen Ängste, wie Kontaktangst, Angst vor den eigenen Gefühlen oder den Gefühlen anderer, Angst vor Versagen, Krankheit, Älterwerden oder Tod.

Oft heißt es, Sehfehler seien vererbt. Dies konnte aber nie nachgewiesen werden. Ich glaube dagegen eher, daß gewisse Verhaltensweisen von den Eltern an ihre Kinder weitergegeben werden. So mag bei manchen Menschen einfach eine Disposition zur Sehschwäche gegeben sein.

Fehlsichtigkeiten sind oft ein Schutzmechanismus. Wenn die Seele keinen anderen Ausweg mehr weiß, ziehen wir uns nach innen zurück, »ziehen den Vorhang zu«. Unser Unterbewußtsein sagt dann: »Nein, das will ich nicht sehen, weil es zu unangenehm oder schmerzhaft ist.« Dies ist natürlich den wenigsten Menschen bewußt. Sonst wäre es ja ganz einfach, diese Probleme wieder aufzulösen.

Nach meiner Erfahrung stecken hinter den meisten Fehlsichtigkeiten und Augenerkrankungen seelische Konflikte. Dies müssen gar keine dramatischen Umstände sein. Allein schon der Einritt in die Schule, Umzug an einen anderen Ort, neue Freunde, Schulwechsel, Beginn der Pubertät, Eintritt ins Militär, Probleme in der Partnerschaft können der Auslöser für einen »Rückzug« nach innen sein.

> Häufig sind seelische Konflikte die Auslöser für Fehlsichtigkeiten und Augenerkrankungen.

Weit schwerwiegendere Ursachen sind Trennung von der Mutter als Baby, ein Aufenthalt im Krankenhaus als Kleinkind, Trennung der Eltern, Tod eines Elternteils, schwere Kriegserlebnisse etc. Dies ist den meisten Menschen nicht bewußt. Oft erhalte ich von Kursteilnehmern oder Einzelpatienten, wenn ich nach dem Beginn ihrer Fehlsichtigkeit etwas genauer nachfrage, eine dementsprechende Antwort. Wenn wir unsere damals unterdrückten Gefühle erinnern, wiedererleben und ausdrücken können, wird sich sicherlich so manche Blockade lösen, und vieles kann sich zum Positiven verändern.

Fehlsichtigkeiten und Augenbeschwerden

Nachfolgend werden die häufigsten Sehprobleme aus medizinischer und ganzheitlicher Sicht beschrieben und die psychischen Hintergründe kurz dargestellt. Im Anschluß daran finden Sie die Symbole der Augenübungen, die dafür besonders geeignet sind.

Kurzsichtigkeit (Myopie)

Kurzsichtigkeit ist die in unserer Gesellschaft am häufigsten vorkommende Sehschwäche. Etwa jeder fünfte ist davon betroffen. Wenn Sie kurzsichtig sind, sehen Sie Gegenstände in der Nähe scharf. Je weiter Dinge von Ihnen entfernt sind, desto unschärfer werden sie.

Bei der Kurzsichtigkeit ist die Brechkraft des Auges zu groß, evtl. ist der Augapfel zu lang, und oftmals ist die Hornhaut zu stark gewölbt. Das einfallende Licht wird durch die zu starke Brechung vor die Netzhaut projiziert. Das scharfe Bild entsteht vor der Netzhaut, und das auf die Netzhaut fallende Bild wird unscharf.

Beispiel

Die Achslänge des Augapfels schwankt um einen Normwert von 24 mm. Bereits 1 mm Verlängerung der Achse bei Myopie auf 25 mm bewirkt eine Änderung der Refraktion um –3 Dioptrien. Wenn Sie also eine Brille von -5 Dioptrien benötigen, ist Ihr Augapfel um weniger als 2 mm zu lang.

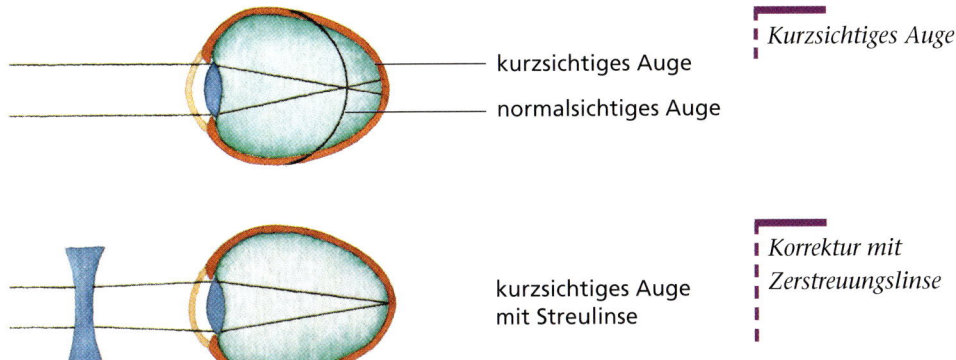

kurzsichtiges Auge

normalsichtiges Auge

Kurzsichtiges Auge

kurzsichtiges Auge
mit Streulinse

Korrektur mit
Zerstreuungslinse

Durch eine Zerstreuungslinse in der Brille oder Kontaktlinse wird dies ausgeglichen; das Bild fällt dann scharf auf die Netzhaut.

Seit einiger Zeit gibt es auch operative Maßnahmen zur Behandlung der Kurzsichtigkeit. Eine Möglichkeit ist die Entfernung der Hornhaut; sie wird abgeflacht und wieder eingesetzt. Bei einer anderen Methode wird die Hornhaut mit 16 radialen Schnitten versehen, um sie abzuflachen. Beide Verfahren ziehen langwierige Vernarbungsprozesse nach sich, und das erreichte Ergebnis bleibt meist nicht konstant. Deshalb raten deutsche Augenärzte davon ab.

Aus der Sicht des ganzheitlichen Sehtrainings ist bei einem derart drastischen Eingriff weder die Ursache der Kurzsichtigkeit behoben noch wird das emotionale Problem verarbeitet. Dies trifft auch auf die modernste Operation, die Laserbehandlung, zu. Dabei wird ein Teil der Hornhaut abgedampft, und die Hornhaut wird dünner. Es besteht die Möglichkeit, daß jemand seine Kurzsichtigkeit entwickelt hat, um sich emotional vor seiner Umwelt zu schützen. Wenn nun dieser Schutzmechanismus plötzlich aufgehoben wird, braucht der Patient eine Weile, um sich dieser plötzlichen Veränderung anzupassen, und es kann zu verschiedenartigen psychischen Problemen kommen. Denken Sie nur daran, wie unangenehm es ist, wenn Sie eine stärkere Brille verordnet bekommen und plötzlich ganz scharf sehen. Daran müssen Sie sich erst gewöhnen, und anfangs werden Sie zur Entspannung oft die Brille absetzen oder zu Ihrer alten Brille greifen.

Kurzsichtige gelten als eher introvertiert und intellektuell zurückgezogen; sie beschäftigen sich gern mit Dingen in der Nähe.

Übungen

Zur Verbesserung der Kurzsichtigkeit sind alle Auflockerungsübungen, Atemübungen und Augenübungen, die mit intensiver Bewegung zu tun haben (also auch Sport und andere Bewegungsformen) und natürlich Entspannungsübungen wichtig.

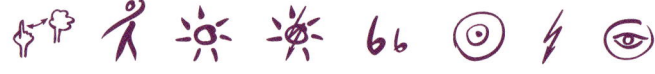

Weitsichtigkeit (Hyperopie)

Weitsichtigkeit tritt eher in der Kindheit auf. Wer weitsichtig ist, sieht meist in der Ferne gut, kann jedoch nahe Objekte nicht scharf erkennen.

Der Augapfel ist zu kurz oder die Brechkraft des Auges ist zu gering, und der Brennpunkt des Lichts liegt irgendwo hinter der Netzhaut anstatt direkt auf ihr. Weitsichtige können in der Ferne trotzdem scharf sehen, beanspruchen dabei aber sehr stark die Ziliarmuskeln, welche die Krümmung der Linse verändern. Um in der Nähe klar zu sehen, reicht diese Fähigkeit allerdings nicht aus. Die Augen werden überanstrengt, und dies führt häufig zu Kopfschmerzen. Manche Weitsichtige können in keiner Entfernung richtig scharf sehen. Deshalb wird Weitsichtigen manchmal eine Brille für Nah- und Fernsicht empfohlen.

Weitsichtiges Auge

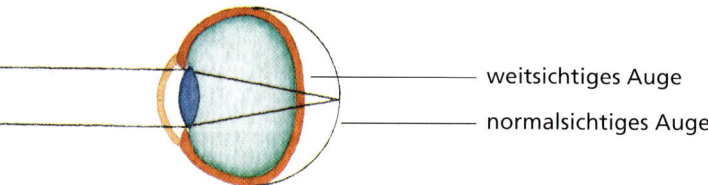

weitsichtiges Auge

normalsichtiges Auge

Eine Sammellinse in der Brille oder Kontaktlinse bringt die einfallenden Lichtstrahlen direkt auf die Netzhaut.

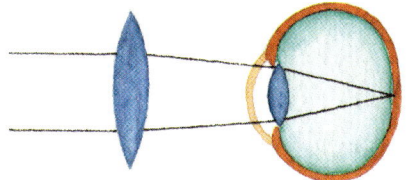

weitsichtiges Auge
mit Sammellinse

❙ *Korrektur mit*
❙ *Sammellinse*

Zur Behandlung der Weitsichtigkeit gibt es bisher noch keine operativen Möglichkeiten. Da die Entstehung der Weitsichtigkeit in den meisten Fällen in der frühen Kindheit liegt, ist es natürlich nicht einfach, die Ursachen für diese Entwicklung aufzuklären. Trotzdem können wir auch in späterem Alter durch einfache Übungen und die Auseinandersetzung mit dem Sehen die bestehenden Probleme lindern und positiv beeinflussen.

Übungen

Auch bei Weitsichtigen ist die Atmung oft flach. Deshalb eignen sich hier alle Atemübungen, Auflockerungsübungen, außerdem die Akkomodations- und Fusionsübungen. Achten Sie darauf, daß Sie sich beim Sehen in der Nähe entspannen.

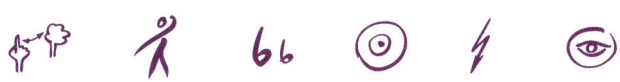

Lernen Sie, mit Ihrer Wut umzugehen. Lassen Sie sie ruhig einmal heraus, belasten Sie aber Ihre Mitmenschen nicht damit. Gehen Sie in den Wald und schreien Sie einmal ganz laut, schlagen Sie mit einem Stock um sich, schimpfen Sie laut vor sich hin – und schließen Sie hinterher wieder Frieden mit sich und der Welt. Auch bioenergetische Übungen und Körpertherapien sind sehr gut dafür geeignet.

Weitsichtige gelten als eher extrovertiert; sie beschäftigen sich gern mit weiter entfernten Dingen.

Altersweitsichtigkeit (Presbyopie)

Altersweitsichtigkeit tritt, wie der Name schon sagt, im fortgeschrittenen Alter auf. Dies ist häufig bereits ab dem 40. Lebensjahr der Fall.

Wer altersweitsichtig ist, sieht wie jeder Normalsichtige in der Ferne klar, hat aber Mühe beim Lesen und nahe vor den Augen befindliche Objekte klar zu erkennen.

Altersweitsichtig-
keit kann bereits
ab dem 40.
Lebensjahr auf-
treten.

Bei der Altersweitsichtigkeit ist der Augapfel normal geformt. Die Linse verliert jedoch im höheren Alter (wie jedes andere Gewebe im Körper auch) ihre Elastizität und damit die Fähigkeit, auf nahe Objekte zu fokussieren. Beim Betrachten eines nahen Gegenstandes zieht sich der Ziliarmuskel zusammen, übt einen Zug auf die Linse aus und verdickt sie. Bei der Altersweitsichtigkeit wölbt sich die Linse bei der Akkomodation in die Nähe nicht mehr ausreichend und projiziert somit ein unscharfes Bild auf die Netzhaut.

Wie bei der Weitsichtigkeit bringt eine Sammellinse den Brennpunkt wieder auf die Netzhaut.

Die Altersweitsichtigkeit ist wohl am wenigsten psychisch bedingt. Aber auch hier gibt es ein paar Gedankenansätze, die Sie vielleicht zum Nachdenken bringen.

Die Vorstellung, ab dem 40. Lebensjahr eine Lesebrille zu brauchen und sich einfach damit abfinden zu müssen, ist in unserer Gesellschaft weit verankert. Die geistige Erwartungshaltung spielt immer eine Rolle bei der Erhaltung der Gesundheit. Was wir denken, tritt oft auch ein. Natürlich ist auch die Augenlinse wie jeder andere Körperteil dem Alterungsprozeß unterworfen. Aber warum sollten Sie nicht zu den Menschen gehören (40 Jahre ist nur ein mittlerer und ganz allgemeiner Wert), die ihren Körper fit halten und so die Fähigkeit zum Nahsehen weit über dieses Alter hinaus behalten?

Wer schon eine Lesebrille hat, kommt meist gar nicht auf die Idee, auch einmal ohne Brille zu lesen. Lesen ist dann gleichbedeutend mit Brille. In meinen Kursen habe ich oft erlebt, daß die Teilnehmer viel bewußter mit dem Sehen umgehen und nicht immer gleich zur Brille greifen, wenn sie einmal mit den Übungen und den neuen Sehgewohnheiten vertraut sind.

Sorgen Sie immer für ausreichend Licht, schaffen Sie sich eine entspannte Umgebung und probieren Sie aus, was Sie noch ohne Brille lesen können. Erst wenn Sie feststellen, daß Sie sich verkrampfen und die Augen zusammenkneifen müssen, nehmen Sie die Brille zu Hilfe.

Auch das Thema »Älterwerden« kann eine Rolle spielen. Stellen Sie sich selbst einmal folgende Fragen:

- Wie stehe ich dazu, daß ich nun immer älter werde, daß ich sozusagen am Scheitelpunkt meines Lebens stehe?
- Mag ich dieses Älterwerden nicht wahrnehmen und sehe deswegen lieber in die Ferne?
- Dulde ich das, was mich berührt, in meiner Nähe?
- Welche Ziele habe ich noch?
- Ist Älterwerden für mich gleichbedeutend mit Krankheit, körperlichen Einschränkungen, oder bin ich offen für alles Neue, das kommt?
- Glaube ich daran, daß es mir möglich ist, bis ins hohe Alter gesund, vital und voller Lebensfreude zu sein?

Vorbeugende Maßnahmen zur Gesunderhaltung der Zellen und zur Erhaltung der Elastizität der Linse sind Aktivierung des Kreislaufs durch viel Sport und Bewegung und eine gesunde Ernährung. Wichtig ist auch gutes Licht. Achten Sie deshalb immer auf eine gute Lichtquelle beim Lesen.

Bei Altersweitsichtigkeit eignen sich Auflockerungs- und Bewegungsübungen, Sonnen- und Lichtübungen, Fusionsübungen und vor allem die Übungen zur Förderung der Akkommodation.

  6 6

Hornhautverkrümmung (Astigmatismus)

Astigmatismus ist ein häufiges Begleitsymptom von Kurzsichtigkeit. Er wird meist durch eine unregelmäßige Krümmung der Hornhaut verursacht. Objekte werden entweder gestaucht oder gedehnt wahrgenommen (wie z.B. in einem Spiegelkabinett), und die Bilder erscheinen zwar scharf, aber verzerrt. Dies kann der Fall sein, wenn Sie nachts den Mond doppelt sehen, wenn Sie Lichter oder runde Formen verzerrt sehen.

Um den Astigmatismus zu korrigieren, wird in der Brille, je nachdem, wo der Brechungsfehler liegt, auf dieser Achse ein Zylinder eingeschliffen. Astigmatismus ist jedoch leicht zu beeinflussen. Leichter Astigmatismus verändert sich, kommt und geht häufig in Verbindung mit Überanstrengung der Augen. Er verschwindet, wenn emotionale und geistige Anspannungen nachlassen und die Welt nicht mehr so verzerrt wahrgenommen wird.

Tip

- Lassen Sie sich von Ihrem Optiker eine Trainingsbrille oder Übergangsbrille anpassen, in der kein Zylinder eingeschliffen ist. Dies ist besonders sinnvoll, wenn die Werte –1,0 oder weniger sind.
- Wenn Sie höhere Zylinderwerte in Ihrer Brille eingeschliffen haben, z.B. –3 oder –4, werden Sie diese Korrektur wahrscheinlich brauchen, und sie ist für Sie vielleicht wichtiger als die Korrektur für Kurz- oder Weitsichtigkeit. Dann können Sie aber die Brille evtl. unterkorrigieren, d.h. sich etwas schwächere Werte geben lassen, um den Augen mehr Spielraum zu lassen.
- Es ist individuell sehr verschieden, wie weit eine Brille unterkorrigiert werden kann. Sprechen Sie darüber mit Ihrem Augenarzt oder Optiker und probieren Sie bei der Untersuchung verschiedene Werte aus.
- Benützen Sie diese Brille ohne oder mit unterkorrigiertem Zylinder dann während der Freizeit oder bei Tätigkeiten, bei denen es nicht so sehr auf scharfes Sehen ankommt, und Ihre voll auskorrigierte Brille mit eingeschliffenem Zylinder zum Autofahren etc.

Wie bei der Kurzsichtigkeit ist auch die Ursache des Astigmatismus nicht bekannt. Eine unbewußte psychische Ursache ist möglicherweise Selbstablehnung bis zu Selbsthaß. Menschen, die zu Astigmatismus neigen, haben oft Probleme, sich in dieser hektischen realen Welt zurechtzufinden. Sie schotten sich am liebsten von der Außenwelt ab und ziehen sich in die Welt der Phantasie, Märchen und Bücher zurück.

Übungen

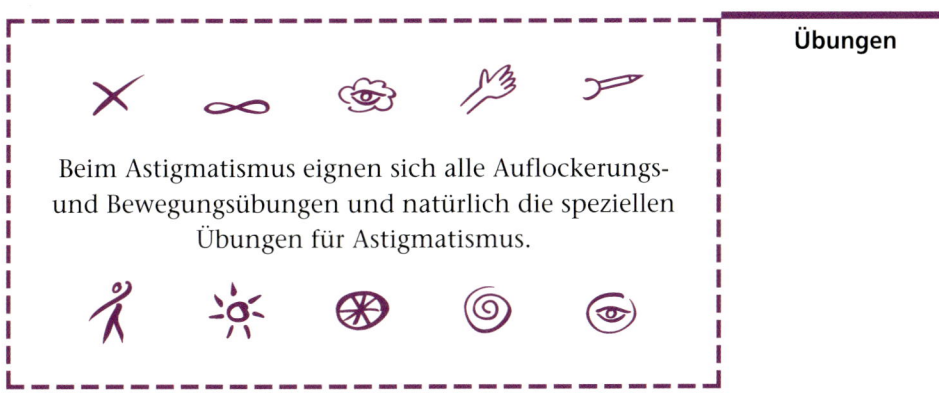

Beim Astigmatismus eignen sich alle Auflockerungs- und Bewegungsübungen und natürlich die speziellen Übungen für Astigmatismus.

Schielen (Strabismus)

Wenn beide Augen gleichzeitig auf einen bestimmten Punkt blicken, entsteht ein dreidimensionales Bild. Dies ist eine bemerkenswerte Fähigkeit des menschlichen Sehsystems.

Manchmal ist diese Funktion gestört. Während ein Auge (das dominante Auge) ein Objekt fixiert, »rutscht« das andere Auge weg und blickt auf eine andere Stelle. Meist ist dies eine Form von Augenmuskelschwäche, die aufgrund von Anspannungen oder Streß auftritt. Eine andere Möglichkeit ist, daß Schädelknochen verschoben sind, was bestimmte Hirnnerven beeinträchtigt und zu motorischen Beschwerden der Augenmuskeln führt. Hier wäre eine Kranio-Sakral-Behandlung angesagt, um die Schädelknochen und das kraniosakrale System wieder zu harmonisieren. Es gibt allerdings viele Formen von Strabismus, über deren Ursachen und richtige Behandlung noch viel Unklarheit herrscht.

Um das dominante Auge vor zu starker Überbeanspruchung zu bewahren und zu verhindern, daß das nicht einge-

schaltete Auge »verkümmert«, empfiehlt die moderne Augen-
heilkunde eine frühe Operation im Kindesalter. Durch einen
Eingriff an den extraokularen Muskeln kann das Auge meist
wieder funktionsfähig gemacht werden. Das Tragen einer Augenklappe über dem dominanten Auge aktiviert das schielende Auge.

Das Tragen der Augenklappe wird auch im ganzheitlichen
Sehtraining empfohlen. Es ist allerdings wichtig, ein Kind
nicht dazu zu zwingen. Dadurch wird der Streß in den Augen
nur noch erhöht. Bei jedem Lernprozeß ist Zwang zu 99 %
unwirksam und bewirkt genau das Gegenteil.

Wichtig

> Gehen Sie spielerisch mit dem Tragen der Augenklappe
> um. Spielen Sie mit Ihrem Kind »Pirat«, kleben Sie lustige
> Aufkleber auf die Klappe, singen Sie oder spielen Sie Musik
> dazu. Machen Sie sog. »Richtungsspiele« mit Ihrem Kind,
> indem Sie einen Gegenstand entgegen der Richtung be-
> wegen, in die das Auge schielt. Hängen Sie ein buntes
> Mobile im Kinderzimmer auf, um die Augenbewegung in
> alle Richtungen anzuregen.

Übungen

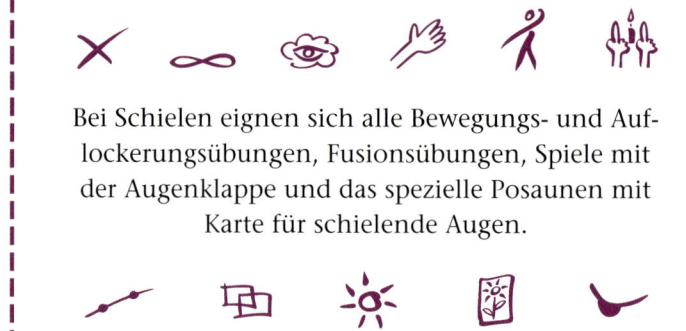

> Bei Schielen eignen sich alle Bewegungs- und Auf-
> lockerungsübungen, Fusionsübungen, Spiele mit
> der Augenklappe und das spezielle Posaunen mit
> Karte für schielende Augen.

Meiner Meinung nach behandelt die Sehtherapie oder ein
operativer Eingriff allerdings nur die Hälfte des Problems.
Meist liegt dem Schielen eine emotionale Ursache zugrunde.
Oft steckt hinter dem Problem ein gestörtes Verhältnis zu

einem Elternteil (z.B. wenn Vater oder Mutter nicht mit der Familie zusammenleben) oder eine Disharmonie zwischen Vater und Mutter. Das schielende Auge »sucht« dann oft den Kontakt zu dem fehlenden Elternteil.

Nach langjähriger Erfahrung in meiner Arbeit mit Kindern empfehle ich bei Strabismus neben der Sehtherapie immer eine begleitende Familientherapie oder den Besuch bei einem Kinder- und Jugendpsychologen, um an die Ursache des Problems heranzugehen. Sonst wird das Kind nur gezwungen, die Übungen zu machen, während es gefühlsmäßig gar nicht klar sehen will. Dies macht die Sehtherapie wenig effektiv.

> Versuchen Sie neben der Sehtherapie, auch die Ursache für das Schielen zu finden.

Müde und trockene Augen

Bei Tätigkeiten im Nahbereich und als Begleiterscheinung bei bestehenden Sehproblemen kommt es häufig zu überanstrengten und müden Augen. Der Aufenthalt in geschlossenen Räumen mit trockener Luft führt oft zu trockenen Augen. Die Bildung der Tränenflüssigkeit läßt nach.

In beiden Fällen ist Entspannung besonders wichtig. Stehen Sie immer wieder einmal auf, räkeln und strecken Sie sich und gähnen Sie viel. Gähnen ist besonders wichtig bei trockenen Augen, um den Tränenfluß wieder anzuregen. Entspannen und palmieren Sie, wann immer Sie die Möglichkeit dazu haben, auch wenn es nur ganz kurz ist. Auch beim Palmieren werden die Augen feucht und entspannt. Einige meiner Kursteilnehmer konnten durch viel Gähnen und Palmieren völlig auf künstliche Tränen und andere Tropfen verzichten, die ihnen jahrelang unentbehrlich waren.

Tip

Bereiten Sie sich Kompressen aus Augentrost oder Kamille oder Augenkompressen der Firma Wala. Übergießen Sie einen Eßlöffel Tee mit kochendem Wasser, lassen ihn eine Weile ziehen, tränken 2 Wattebäusche (oder 2 kleine Leinentücher) darin, drücken Sie sie aus und legen Sie sie über die geschlossenen Augenlider. Legen Sie sich eine Weile hin und ruhen Sie sich aus.

Sehr entspannend sind auch mit Hirseschalen gefüllte Augenkissen aus Seide (gibt es in Reformhäusern). Legen Sie das Augenkissen über die geschlossenen Augen und ruhen Sie sich aus. Visualisieren Sie wie beim Palmieren oder tauchen Sie einfach ein in die Dunkelheit und Entspannung.

Weiterhin zu empfehlen sind Kneippsche Augengüsse. Schwappen Sie bei laufendem Wasser mit den Händen Wasser an die geschlossenen Augen. Machen Sie morgens zum Aufwachen kalte Güsse und abends zur Beruhigung lauwarme. Oder beginnen Sie morgens mit lauwarmem Wasser und stellen dann auf kalt um, und abends umgekehrt.

Übungen

Fliegende Mücken (Mouches volantes)

Wenn Sie gegen den blauen Himmel oder eine weiße Wand schauen, scheint sich da manchmal etwas zu bewegen, das aussieht wie Fäden, Würmer oder Mücken. Dabei handelt es sich um sog. Mouches volantes. Noch im Mutterleib wird das Auge durch eine Ader über den Blutkreislauf der Mutter versorgt. Diese Ader bildet sich nach der Geburt zurück, wenn die selbständige Atmung und die Blutversorgung eintreten. Das Gewebe kann nicht entweichen und schwimmt in der Folge frei im Glaskörper herum. Es wird dann als Fäden oder »Fliegende Mücken« wahrgenommen. Wenn es nicht zu häufig vorkommt, ist das nichts Beunruhigendes. Durch Streß und Anstrengung kann sich das Fliegen der Mücken erhöhen.

Übungen

Palmieren und entspannen Sie. Wenn Sie unsicher sind, ob es sich um dieses Phänomen handelt, lassen Sie es vom Augenarzt abklären.

Lichtempfindlichkeit

Immer mehr Menschen klagen über lichtempfindliche Augen. Häufig tritt dies beim Tragen von Kontaktlinsen, Bindehautentzündung und Grauem Star auf. Gesunde und entspannte Augen haben allerdings keinen Grund zur Lichtempfindlichkeit. Das viele Aufhalten in geschlossenen Räumen, das Tragen von Sonnenbrillen, wenn gar keine Sonne scheint, und stark getönte Brillengläser tragen dazu bei, gesunde Augen immer mehr lichtempfindlich zu machen. Dadurch gewöhnen sich die Augen an mehr Dunkelheit und lassen wenig Licht herein; das Sehen läßt nach, und häufig ist allein schon dadurch eine stärkere Brille nötig.

Gewöhnen Sie Ihre Augen wieder an mehr Licht. Lesen Sie das Kapitel »Sehen mit Sonne und Licht«, Seite 16ff.

Übungen

Machen Sie die Sonnen- und Lichtübungen und entspannen Sie hinterher mit Palmieren.

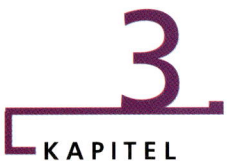

3 Augenerkrankungen

Nachfolgend werden die häufigsten Augenerkrankungen vorgestellt. Die kurzen Beschreibungen sollen Ihnen einen allgemeinen Überblick verschaffen. Wenn allerdings der Verdacht auf eine Augenerkrankung vorliegt, kann nur der Augenarzt Sie gründlich untersuchen und beraten.

Grauer Star (Katarakt)

Unter grauem Star versteht man die Eintrübung der Augenlinse, die normalerweise klar und lichtdurchlässig ist. Häufig tritt er ab dem 50. oder 60. Lebensjahr auf, und ein hoher Prozentsatz der älteren Bevölkerung ist davon betroffen. Er kann auf beiden Augen oder nur auf einem vorkommen. In der Regel ist die Entstehung der Linsentrübung ein langsamer Prozeß, der oft Jahre dauert. Grauer Star kann auch schon im jugendlichen Alter auftreten. Er ist dann meist die Folge von Verletzungen, Zuckerkrankheit (Diabetes) oder Stoffwechselstörungen. In seltenen Fällen kann er auch angeboren sein.

Beachten Sie

> Hinweise auf grauen Star sind Nachlassen des Sehvermögens, allgemein verschwommene Sicht und zunehmende Licht- und Blendungsempfindlichkeit. Wenn dies der Fall ist, sollten Sie auf jeden Fall eine augenärztliche Untersuchung durchführen lassen. Diese ist kurz, einfach und schmerzlos.

Abgesehen von einer operativen Entfernung der Augenlinse gibt es keine schulmedizinische Möglichkeit, den grauen Star zu behandeln. Dabei wird so lange gewartet, bis die Linse extrem getrübt ist. Zu 90 % tritt eine deutliche Verbesserung des Sehvermögens nach der Operation ein, vorausgesetzt daß keine anderen Augenerkrankungen vorliegen.

Aus ganzheitlicher Sicht wird vor allem die Vorbeugung empfohlen. Die Gesundheit der Zellen ist abhängig von entsprechender Nahrungsversorgung, guter Blutzirkulation, ausreichender Sauerstoffzufuhr und regelmäßiger Aktivität der Linse. Sorgen Sie also für ausreichend Blut- und Sauerstoffzufuhr zu den Augen durch viel Bewegung, Sport und Aktivität.

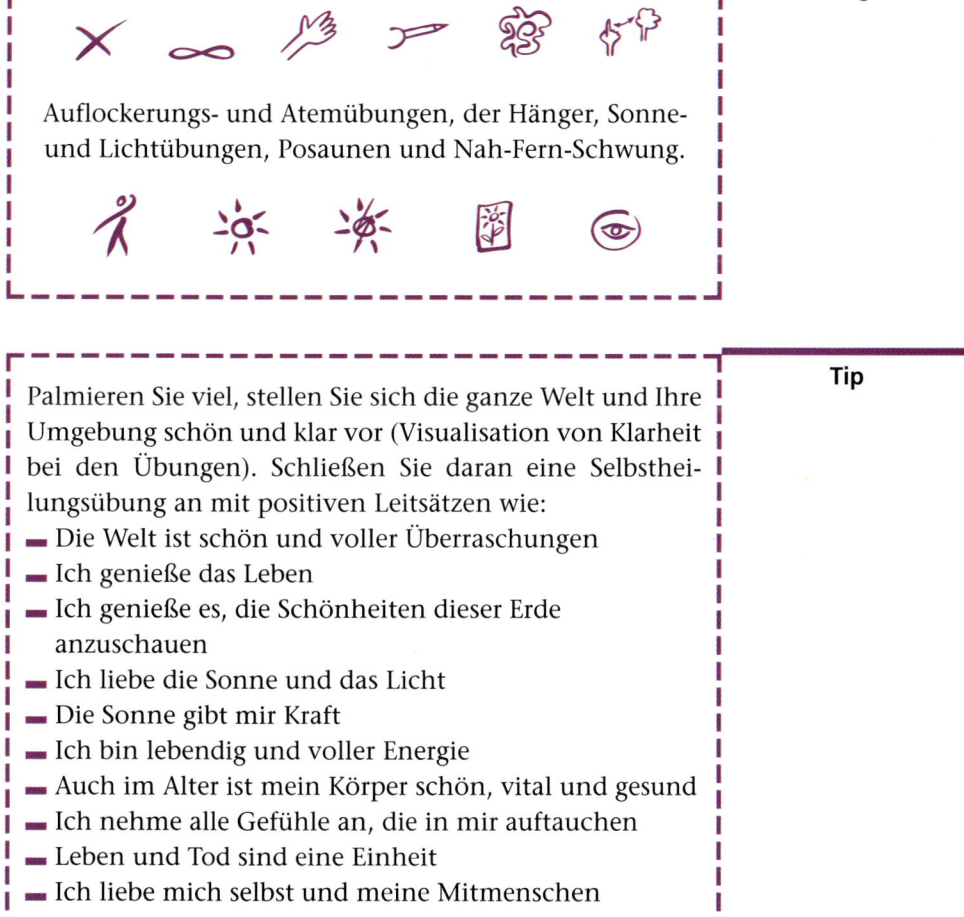

Übungen

Auflockerungs- und Atemübungen, der Hänger, Sonne- und Lichtübungen, Posaunen und Nah-Fern-Schwung.

Tip

Palmieren Sie viel, stellen Sie sich die ganze Welt und Ihre Umgebung schön und klar vor (Visualisation von Klarheit bei den Übungen). Schließen Sie daran eine Selbstheilungsübung an mit positiven Leitsätzen wie:
- Die Welt ist schön und voller Überraschungen
- Ich genieße das Leben
- Ich genieße es, die Schönheiten dieser Erde anzuschauen
- Ich liebe die Sonne und das Licht
- Die Sonne gibt mir Kraft
- Ich bin lebendig und voller Energie
- Auch im Alter ist mein Körper schön, vital und gesund
- Ich nehme alle Gefühle an, die in mir auftauchen
- Leben und Tod sind eine Einheit
- Ich liebe mich selbst und meine Mitmenschen

Wenn der graue Star bei Ihnen festgestellt wurde oder die Tendenz dazu besteht, achten Sie darauf, möglichst wenig tierisches Eiweiß, wie Eier, Milch, Käse, zu sich zu nehmen (siehe auch Seite 119). Wichtig ist auch, Schlackenstoffe aus den Augen zu entfernen und den ganzen Körper zu entgiften. Dazu eignen sich spezielle Entschlackungstees, die kurartig getrunken werden. Lassen Sie sich von Ihrem Arzt, Heilpraktiker oder Apotheker beraten.

Trinken Sie Entschlackungstees, um Giftstoffe aus dem Auge zu entfernen.

Erweitern Sie diese Leitsätze durch Ihre eigenen. Legen Sie sich bequem hin, entspannen und palmieren Sie oder machen Sie die Übung »Das Innere Lächeln«. Stellen Sie sich anschließend Ihre Augenlinsen völlig entspannt und klar vor und lassen Sie einen der Leitsätze sich in Ihrem Geist und in Ihrem Körper ausbreiten.

Grüner Star (Glaukom)

Als grünen Star oder Glaukom bezeichnet man eine Drucksteigerung im Augeninneren. Wenn er nicht rechtzeitig erkannt und behandelt wird, führt er zur Erblindung. Das Gefährliche daran ist, daß Symptome erst dann auftreten, wenn bereits Schädigungen des Sehnervs aufgetreten sind. Die Höhe des Augeninnendrucks wird durch Produktion und Abfluß des Kammerwassers reguliert. Wenn der Abfluß des Kammerwassers verengt ist, kommt es zu einer Drucksteigerung im Augeninneren. Dieser erhöhte Druck zerstört allmählich den Sehnerv. Daraus entstehen Ausfälle, die sich zunächst am Rande des Gesichtsfelds bemerkbar machen. In der Mitte ist das Sehen noch klar. Weitere dunkle Flecken können auftreten und das Gesichtsfeld immer mehr einengen.

Wichtig

Die einzige Möglichkeit der Früherkennung ist die regelmäßige Untersuchung des Augeninnendrucks durch den Augenarzt. Diese Untersuchung ist völlig unkompliziert und schmerzlos. Augenärzte empfehlen, sie ab dem 40. Lebensjahr alle 2 bis 3 Jahre durchführen zu lassen.

Wenn ein erhöhter Druck festgestellt wurde, wird dieser zunächst durch die Gabe von drucksenkenden Tropfen behandelt. Oft ist auch eine Operation notwendig, um das verstopfte Abflußsystem des Kammerwassers wieder durchgängig zu machen.

Der Grüne Star zählt zu den von der Schulmedizin anerkannten psychosomatischen Erkrankungen. Erhöhter Druck im Auge bedeutet oft auch allgemeinen Druck im täglichen Leben. Wenn jemand ständig unter Druck, unter körperlichem und seelischem Streß steht, nervös ist und mehr oder weniger bewußt unter Ängsten leidet, wirkt sich das oftmals als Drucksteigerung im Auge aus. Typische Glaukom-Kranke sind ängstlich darauf bedacht, Ihre Gefühle zurückzuhalten, anstatt sie auszudrücken und sie aus sich »herausfließen« zu lassen. Heilung kann nur dann eintreten, wenn diese Blockaden aufgelöst werden und wenn Hintergründe bewußt werden.

Übungen

Aus dem Programm des Sehtrainings sind besonders die Entspannungsübungen, z.B. Sonnenbaden, und die Atemübungen geeignet, den Druck im Augeninnern zu senken. Palmieren ist eine der wichtigsten Entspannungsübungen. Da sich aber der Augendruck nachts erhöht (und beim Palmieren von der Epiphyse im Gehirn die Information »Nacht« ausgesandt wird), sollte bei Grünem Star das Palmieren nur kurz durchgeführt werden (etwa 5 bis 10 Minuten), dafür aber öfters. Besonders hilfreich sind dabei Heilvisualisationen, z.B. sich den stetigen Abfluß des Kammerwassers und das Loslassen des Drucks im Augeninnern vorzustellen.

Sehr aktive Übungen, und solche, die neben dem Blutdruck auch den Augeninnendruck erhöhen, sollten vermieden werden, wie z.B. der Hänger und der Schulterstand.

Tip

> Eine empfehlenswerte Behandlung bei grünem Star ist Autogenes Training, um zu innerer Ruhe und Ausgeglichenheit zu finden, in Kombination mit einer Gesprächstherapie oder einer anderen begleitenden Therapie. Optimal ist eine Gruppe für Autogenes Training für Glaukom-Patienten, da hier die Hintergründe gemeinsam in der Gruppe aufgearbeitet werden können.

Netzhauterkrankungen

Die **Makuladegeneration** ist die am häufigsten auftretende Erkrankung der Netzhaut. Es handelt sich dabei um Durchblutungsstörungen der Netzhautmitte. Hier auf der Mitte der Netzhaut findet das schärfste Sehen statt. Die Netzhaut selbst besitzt keine Blutgefäße, sie wird über die Aderhaut mit Nährstoffen versorgt. Durchblutungsstörungen im Auge führen zunächst zu einer Mangelernährung der Netzhautmitte. Dabei gehen Zellen zugrunde, und die Netzhaut (die Makula) verkümmert (degeneriert). Dadurch wird die zentrale Sehschärfe herabgesetzt, das heißt, am Rande des Gesichtsfelds herrscht klares Sehen, während Gegenstände in der Mitte eines Bildes unscharf wahrgenommen werden.

Dies wirkt sich besonders beim Lesen aus. Eine stärkere Brille für die Ferne bringt keine Besserung. Zum Lesen werden spezielle Sehhilfen wie Fernrohr-Lupenbrillen und Fernseh-Lesegeräte zur Verfügung gestellt. Diese sind jedoch oft für den Benutzer sehr belastend, da sie schwer sind und das Gesichtsfeld einengen.

Sorgen Sie für eine gute Durchblutung des ganzen Körpers.

Da die Makuladegeneration durch Durchblutungsstörungen hervorgerufen wird, ist vorbeugend und auch bei bestehender Erkrankung wichtig, alles zu tun, um die Durchblutung des ganzen Körpers zu fördern. Bewegen Sie sich viel in frischer Luft, treiben Sie Sport oder machen Sie Gymnastik, sorgen Sie für ausreichend Nachtruhe und auch einen Mittagsschlaf zur Kreislaufentlastung. Rauchen sollte unbedingt unterlassen werden, da es die Gefäße verengt. Jedes Übermaß an Nahrungszufuhr, Alkohol usw. sollte vermieden werden. Essen Sie täglich viel frische Früchte und Salate und vermeiden Sie Fett und Zucker, Kekse, Kuchen und Gebäck etc. Auch ein hoher Cholesterinspiegel begünstigt die Makuladegeneration. Nehmen Sie deshalb auch möglichst wenig Fleisch, Eier, Hartkäse, Milch und Sahne zu sich.

Eine medikamentöse Behandlung kann zum Teil Besserung bringen, z.B. durch spezielle Präparate, die die Durchblutung fördern und die Fließeigenschaften des Blutes günstig beeinflussen.

Übungen

Augenübungen, die sich günstig bei Makuladegeneration auswirken, sind alle Auflockerungs- und Bewegungsübungen, die Sonnen- und Lichtübungen und viel Entspannung durch Palmieren. Beim Palmieren visualisieren Sie eine elastische Netzhaut, die ausreichend mit allen Nährstoffen versorgt ist. Konzentrieren Sie sich dabei besonders auf die Mitte und stellen Sie sich dort bunte Farben und klares Sehen vor.

Weitere Erkrankungen der Netzhaut sind die Diabetische Netzhauterkrankung, die eine Folge der Zuckerkrankheit (Diabetes) ist, und die sogenannte Retinitis pigmentosa (der sog. Tunnelblick), das Absterben der Sehzellen am Rand der Netzhaut.

Eine gute Möglichkeit zur Behandlung aller Netzhauterkrankungen ist die Augenakupunktur (siehe »Alltag und Sehen«, Seite 125).

4

Ganzheitliches Sehtraining

Außer dem Tragen von Brillen und Kontaktlinsen gibt es eine Vielzahl von Möglichkeiten, auf natürliche Weise die Augen zu entspannen und die Sehkraft zu stärken bzw. zu erhalten.

Ganzheitliches Sehtraining beinhaltet verschiedene Aspekte. Es beschränkt sich nicht nur auf das Training der Augen, sondern bezieht den ganzen Menschen mit ein. Wichtige Voraussetzungen für klares Sehen sind ein entspannter und energievoller Körper und eine volle und frei fließende Atmung. Weitere Faktoren zum vollen Entfalten der Sehkraft sind die Aktivierung und Integration der beiden Gehirnhälften und die Entwicklung der Wahrnehmungsfähigkeit. Sogar Menschen mit 100%iger Sehfähigkeit besitzen oft nicht die Qualität der Wahrnehmung, die eigentlich möglich wäre. Erst wenn auch die rechte Gehirnhälfte voll am Sehvorgang beteiligt ist, gewinnt unser Sehen mehr räumliche Tiefe und Intensität. Durch Phantasiespiele, Visualisierungen und Anregungen der Farbvorstellung bauen wir unsere inneren Bilder aus, was zu einer erweiterten Wahrnehmung auch der äußeren Welt führt.

Wir bereiten die Augen durch geistige und körperliche Entspannung vor, öffnen sie dann, und die Natur sorgt für das Sehen.
Garnet McGavin

Auf der psychischen Ebene stellen sich Fragen wie:
- Was will ich nicht sehen?
- Verschließe ich mich durch meine Kurzsichtigkeit der Umwelt und anderen Menschen?
- Gibt mir meine Weitsichtigkeit vielleicht den Hinweis, daß ich mich nicht mehr mit Kleinigkeiten in der Nähe beschäftigen will, daß ich mehr sein als tun sollte?
- Was teilt mir mein erhöhter Augeninnendruck (Grüner Star) über mich mit? In welchen Bereichen meines Lebens gibt es zuviel Druck und Streß?
- Blockiere ich in meinen Augen den Ausdruck bestimmter Gefühle wie Wut, Trauer, Sinnlichkeit oder auch Freude?

Augentraining allein reicht also zur Verbesserung der Seh-fähigkeit nicht aus – jedoch handelt es sich um einen wich-tigen Teil der Therapie. Andere Aspekte sind Entspannung und Training der Augenmuskulatur, Beweglichkeit des Auges, Steigerung der Flexibilität der Linse, Integration der beiden Gehirnhälften, Erhöhung der Lichttoleranz, besseres Däm-merungs- und Nachtsehen und Produktion von mehr Trä-nenflüssigkeit.

Auflockerungsübungen

Bevor Sie mit den Augenübungen beginnen, ist es wichtig, zuerst einmal den ganzen Körper, Schultern und Nacken und die Augen etwas aufzulockern. Diese Übungen sind daher nicht speziell auf die Augen ausgerichtet, sondern beziehen sich auf den Körper ganz allgemein. Der Kreislauf soll ange-regt, die Atmung intensiviert, das allgemeine Energieniveau erhöht und chronische Muskelverspannungen sollen aufge-löst werden, um den ganzen Körper zu lockern und zu ent-spannen. Wenn der Körper entspannt ist, sind es auch die Augen – und umgekehrt.

Ist der Körper ent-spannt, so sind es auch die Augen.

Natürlich werden Sie nicht alle diese Übungen immer auf einmal durchführen. Manchmal werden Sie eine Augen-übung auswählen, ohne vorher eine Auflockerungsübung zu machen. Ich möchte Ihnen hier einfach ein paar Beispiele geben, mit welchen Mitteln Sie Ihren Augen etwas Gutes tun können. Dies sind ganz einfache Mittel, die Sie teilweise schon kennen, aber bisher vielleicht nicht in Bezug zu Ihren Augen und Ihrem Sehen gebracht haben.

Blinzeln

Wenn Sie morgens aufwachen, bevor Sie sich entschließen, Ihre Augen richtig aufzumachen, blinzeln Sie zuerst ein paarmal.

Gewöhnen Sie sich an, öfter am Tage immer mal wieder zu blinzeln. Blinzeln ist eine Kurzentspannung für die Augen. Sie dunkeln damit ganz kurz Ihre Augen ab (Dunkelheit ist Entspannung für die Augen); außerdem wird die Tränenflüs-sigkeit auf dem Auge verteilt.

Es ist nachgewiesen, daß bei viel Bildschirmarbeit die Blinzeltätigkeit des Auges um ein Vielfaches nachläßt. Wenn Sie also
viel am Bildschirm arbeiten, denken Sie daran, immer wieder
einmal zu blinzeln.

Dehnen und Strecken

Wenn Sie morgens aufstehen, dehnen und strecken Sie sich
erst einmal kräftig. Denken Sie daran, wie eine Katze (auch
eine Raubkatze) aufsteht. Sie räkelt sich erst einmal, dehnt
und streckt sich und macht ihren Körper nach dem langen
Liegen wieder geschmeidig. Machen Sie es den Katzen nach!
Auch während des Tages, wenn Sie von einem Stuhl aufstehen, können Sie sich immer mal wieder richtig dehnen und
strecken. Stellen Sie sich vor, Sie pflücken Äpfel oder andere
Früchte von einem Baum und strecken sich richtig hoch und
dehnen Ihren Körper dabei.

Gähnen

Wenn Sie sich so dehnen und strecken und räkeln, passiert es
vielleicht unwillkürlich, daß Sie gähnen müssen. Dieser
natürliche Körperreflex wurde uns häufig aberzogen. Es gilt
als unhöflich, in Gegenwart anderer zu gähnen, als ein Zeichen von Langeweile und Unaufmerksamkeit dem anderen
gegenüber. In Wirklichkeit ist es ein Bedürfnis des Körpers
nach mehr Sauerstoff und ein Zeichen von Loslassen und
Entspannen.

Unterdrücken Sie
den Gähnreflex
nicht, sondern
gähnen Sie lang
und kräftig mit
einem lauten Ton.

Wenn Sie allein und ungestört sind, gähnen Sie einmal so
richtig aus Herzenslust! Gähnen Sie lang und kräftig und mit
einem lauten Ton – wie ein Löwe! Spüren Sie, was dabei passiert? Wie im Yoga werden zuerst die Muskeln angespannt.
Die Muskelanspannungen werden verstärkt, Sie nehmen sie
noch mehr wahr und können sie dann um so mehr loslassen.
Beim Gähnen werden sämtliche Gesichtsmuskeln angespannt, die Kaumuskeln, sogar die Muskeln im Nacken- und
Schulterbereich bis hinunter zum Rücken. Dann werden alle
diese Muskeln wieder losgelassen und sind viel entspannter
als vorher.

Wenn Sie ein paarmal kräftig gegähnt haben, werden Sie spüren, daß alles ins Fließen kommt: die Nase läuft und die Augen tränen. Dies ist ein weiteres Zeichen von Entspannung. Wenn die Augen tränen, wird die Tränenflüssigkeit im Auge verteilt und das Sehen kann klarer werden. Gähnen führt den Augen und dem Gehirn und auch anderen Körperzellen frischen Sauerstoff zu und verändert sogar den pH-Wert des Blutes. Chronisch trockene Augen werden wieder angefeuchtet. Wer eine künstliche Tränenflüssigkeit braucht, kann mit viel Gähnen vielleicht irgendwann darauf verzichten.

Tip

Wenn das Gähnen nicht automatisch passiert, können Sie es auch provozieren. Reiben Sie mit den Fingerspitzen beider Hände Ihre Nase und öffnen Sie dabei weit den Mund. Oder öffnen Sie den Mund weit und massieren Sie die Kiefergelenke. Wenn Sie mit den Händen kurz vor den Ohren massieren und den Mund dabei öffnen und schließen, spüren Sie Ihre Kiefergelenke. Massieren Sie in kreisenden Bewegungen und lassen Sie das Gähnen kommen.

Brust abklopfen

Die meisten Menschen, besonders Fehlsichtige, atmen viel zu flach. Um die Atmung morgens in Gang zu bringen, können Sie ganz einfach mit den Fingerspitzen den Brustraum abklopfen. Sie aktivieren damit die Bronchien und intensivieren die Atmung.

Öffnen Sie ein Fenster, um viel Sauerstoff aufnehmen zu können, und stellen Sie sich direkt davor. Klopfen Sie nun mit den Fingerspitzen Ihren Brustraum ab. Lassen Sie die Bewegung ganz locker aus den Handgelenken kommen. Klopfen Sie so Ihren ganzen Brustraum bis hinunter zu den untersten Rippenbögen ab. Atmen Sie tief ein und aus. Atmen Sie durch die Nase bis in den Bauchraum. Nehmen Sie frischen Sauerstoff auf und atmen Sie verbrauchte Luft wieder aus.

Das Abklopfen der Brust am Morgen bringt die Atmung in Gang.

Augen abklopfen

Wenn Muskeln irgendwo im Körper verspannt sind, können
wir diese durch eine Massage lockern. Mit den Augenmuskeln, die das Auge umgeben, es bewegen und in Form halten,
ist das nicht so einfach. Wir können dennoch die Gegend um
die Augen herum auflockern und aktivieren.

Klopfen Sie wieder mit Ihren Fingerspitzen ganz locker aus
dem Handgelenk heraus die Gegend um Ihre Augen herum ab.
Klopfen Sie dabei auf den Knochen über den Augen, auf den
Augenbrauen, und auf den Knochen unterhalb des Auges.
Blinzeln Sie öfter dabei, schließen Sie die Augen. Wenn die
Augen geöffnet sind, schauen Sie soweit es geht nach draußen,
bis zum Horizont. So aktivieren Sie morgens Ihre Augen und
machen sie wach für die vielen Eindrücke des Tages.

*Aktivieren Sie
morgens Ihre
Augen durch
Abklopfen.*

Gesichtsmassage

Streichen Sie nach dem Abklopfen der Augen mit den Fingerspitzen ganz sanft die Gegend um die Augen herum aus. Streichen Sie über die Augenbrauen und die Knochen unterhalb
des Auges. Die Bewegungsrichtung sollte jeweils von innen
nach außen verlaufen, um die Anspannungen aus dem Körper hinaus zu streichen. Atmen Sie tief dabei ein und aus.
Streichen Sie dann über das ganze Gesicht, über die Stirn, die
Wangen und das Kinn. Lassen Sie den Unterkiefer los, so daß
der Mund leicht geöffnet ist. Streichen Sie mit langsamen Bewegungen über Ihr Gesicht, streichen Sie die Haut glatt und
damit alle Anspannungen aus dem Gesicht hinaus.

Streichen Sie dann mit den Fingerspitzen ein paarmal über
Ihre Kopfhaut bis hinunter zum Nacken. Massieren Sie Ihre
Ohren. Etwa in der Mitte der Ohrläppchen liegen die Aku-
punkturpunkte für die Augen. Massieren Sie ganz leicht Ihre
Ohrläppchen. Streichen Sie dann noch einmal über Ihren
Kopf und Ihr Gesicht, um diese Massage abzuschließen.

Schulter- und Nackenmassage

Die meisten Fehlsichtigen und viele Menschen, die sitzende
Tätigkeiten ausüben, leiden unter chronischen Schulter- und
Nackenverspannungen. Wenn wir diese blockierte Energie

lösen können, leisten wir schon einen wichtigen Beitrag zum besseren und entspannteren Sehen. Natürlich ist es schön und angenehm, sich von Fachleuten oder dem Partner/der Partnerin eine entspannende Massage geben zu lassen. Sie können sich aber auch selbst mit einer kurzen Schulter- und Nackenmassage in wenigen Minuten etwas Gutes tun.

Setzen oder stellen Sie sich bequem hin und atmen Sie ein paarmal tief durch. Strecken Sie die Arme weit nach oben zur Decke aus und dehnen Sie damit die Arme und den ganzen Rücken. Winkeln Sie dann die Arme ab und greifen Sie mit Ihren Händen links und rechts der Wirbelsäule an Ihren Rücken. Gehen Sie dabei so weit nach unten, wie es Ihnen möglich ist. Überdehnen Sie sich nicht dabei! Üben Sie nun mit den Fingern einen starken Druck auf die Muskeln neben der Wirbelsäule aus und streichen Sie ein paarmal mit Druck nach oben bis hin zu den Schultern. Gehen Sie dann zu kreisenden Bewegungen über und massieren Sie immer in dieser Bewegungsrichtung von unten nach oben. Lassen Sie dabei den Kopf locker nach vorne hängen.

Massieren Sie dann mit kleinen kreisenden Bewegungen Ihren Nacken hoch, bis Sie die Schädelknochen erreichen. Spüren Sie mit den Fingern die Stellen am Rande Ihres Schädels. Dies sind Punkte, die meist sehr druckempfindlich sind, die aber auch in Zusammenhang mit den Augen und dem Sehen stehen. Massieren Sie auch diese mit kleinen kreisenden Bewegungen mit einem Druck, den Sie noch als angenehm empfinden. Übertreiben Sie nicht mit dem Druck oder der Geschwindigkeit der Bewegung.

Weniger ist oft mehr – gerade bei einer entspannenden Massage!

Massieren Sie dann noch ein wenig mit der rechten Hand Ihre linke Schulter und umgekehrt. Beenden Sie die Massage, indem Sie jeweils mit der gegenüberliegenden Hand vom Nacken ausgehend die Schulter ausstreichen. Schütteln Sie dann die Hände aus und lockern Sie mit ein paar Bewegungen den Schulter- und Nackenbereich.

Der Hänger

Auch diese Übung ist dafür gedacht, den Schulter- und Nackenbereich zu lockern. Außerdem wird die Durchblutung und die Energiezufuhr in den Kopf und die Augen gesteigert.

Vorsicht

> Wer einen erhöhten Augendruck (Glaukom) oder einen zu hohen Blutdruck hat, sollte diese Übung nicht durchführen, da sich dadurch der Druck in den Augen oder der Blutdruck noch steigern könnte.

Stehen Sie mit den Beinen hüftbreit auseinander. Die Knie sind ganz weich, die Schultern entspannt und die Arme baumeln locker herunter. Lassen Sie nun den Kopf langsam auf Ihre Brust sinken und weiter den Oberkörper langsam nach unten in Richtung Boden sinken. Lassen Sie den Oberkörper ganz locker nach vorne hängen, wie eine Marionette, bei der alle Fäden losgelassen sind. Lassen Sie auch Ihren Kopf locker baumeln. Stellen Sie sich vor, wie jemand ganz leicht dagegen stupst und der Kopf noch lockerer baumelt als vorher.

Spüren Sie die Durchblutung in Ihrem Kopf, in Ihren Augen und nehmen Sie die Energie wahr. Lassen Sie die Augen offen oder geschlossen. Blinzeln Sie ein paarmal. Bleiben Sie in dieser Stellung, so lange es Ihnen angenehm ist. Richten Sie dann Ihren Körper langsam wieder auf. Beginnen Sie in der Lendenwirbelsäule am unteren Rücken und kommen Sie Wirbel für Wirbel wieder hoch. Der Kopf und die Schultern hängen bis ganz zum Schluß.

Tip

> Falls es Ihnen unangenehm oder nicht möglich ist, den ganzen Oberkörper nach vorne hängen zu lassen, lassen Sie einfach nur den Kopf auf die Brust sinken.

Laufen auf der Stelle

Stellen Sie sich so vor ein offenes Fenster, daß der Blick möglichst weit in die Ferne gehen kann. Beginnen Sie mit einer lockeren und leichten Bewegung auf der Stelle zu laufen. Je nachdem, wie fit Sie sind, können Sie die Knie möglichst hoch heben und intensiv laufen. Es genügt aber auch, die Füße ganz leicht vom Boden abzuheben oder nur auf und ab zu wippen und ganz meditativ zu laufen. Die Wirbelsäule sollte gerade aufgerichtet sein, die Arme und Schultern ganz locker.

Nehmen Sie wahr, wie die Landschaft sich vor Ihnen auf und ab bewegt. Lassen Sie Ihre Augenmuskeln los und den Blick, so weit es geht, bis in die Unendlichkeit schweifen. Entspannen Sie Ihre Augen völlig dabei.

Atemübungen

Atmen ist Leben. Wir können tagelang ohne Essen oder Trinken überleben. Wenn jedoch der Atem stillsteht, stirbt der Mensch nach wenigen Minuten. Deshalb ist es erstaunlich, wie wenig Aufmerksamkeit der Atmung geschenkt wird. Wie beim Sehen erwarten wir, daß es einfach von selbst geschieht. Die meisten Menschen, besonders Fehlsichtige, atmen viel zu flach, halten den Atem an, atmen nur durch den Mund und nur in den Brustraum. Vielen ist auch nicht bekannt, daß das Ausatmen wichtiger ist als das Einatmen. (Asthmakranke überbetonen die Einatmung.) Je mehr verbrauchte Luft wir ausatmen, desto mehr frischen Sauerstoff können wir aufnehmen.

Richtiges Ausatmen fördert die Entspannung des ganzen Körpers.

In der Ausatmung entspannen wir – und Entspannung ist die wichtigste Voraussetzung für klares Sehen. Die Ein- und Ausatmung sollte wellenförmig erfolgen und den Brust- und Bauchraum bis hinunter zum Becken gleichermaßen einschließen.

Bauchatmung

Setzen Sie sich bequem und mit aufrechter Wirbelsäule auf einen Stuhl oder legen Sie sich auf den Rücken. Wenn Sie liegen, winkeln Sie die Knie an und stellen die Füße flach auf, um die Bauchdecke zu entspannen. Legen Sie nun beide Hände leicht und locker auf den Bauch, etwas unterhalb des Nabels. Atmen Sie durch die Nase ein und aus. Spüren Sie, wie die Bauchdecke sich beim Einatmen hebt und beim Ausatmen wieder senkt. Betonen Sie die Ausatmung. Atmen Sie so lange aus, bis auch die Luft aus den letzten Winkeln Ihres Bauches entwichen ist. Lassen Sie dann die Einatmung ganz von selbst geschehen. Spüren Sie, wie sich der Bauch und die Lungen regelrecht mit frischem Sauerstoff füllen, bevor Sie wieder ausatmen. Verweilen Sie dabei, solange es Ihnen Spaß macht, und spüren Sie, wie Sie sich allein schon durch diese einfache Übung entspannen und zentrieren.

Die Möwe

Stellen Sie sich vor ein Fenster oder an einen Platz, an dem Sie genügend frische Luft einatmen können. Stehen Sie mit den Beinen etwa hüftbreit. Breiten Sie die Arme seitlich aus (mit den Handflächen nach unten) und beugen Sie den Oberkörper waagrecht nach vorne. Bewegen Sie dabei die Arme und Handgelenke locker nach oben und unten – ahmen Sie den anmutigen Flügelschlag einer Möwe nach. Mit dem Kopf schauen Sie geradeaus nach vorne. Atmen Sie dabei aus, so lange, bis die Lungen vollkommen entleert sind. Wenn Sie einatmen müssen, richten Sie in der Einatmung den Körper wieder auf. Dann atmen Sie wieder in der Beugung und mit dem Flügelschlag der Möwe aus. Wiederholen Sie dies ein paarmal.

Tip

Diese Übung ist besonders dazu geeignet, die Ausatmung zu betonen. Wenn Sie sich lange in einem stickigen oder verrauchten Raum aufgehalten haben, reinigen Sie Ihre Lungen und führen dem Körper viel frischen Sauerstoff zu.

Qi-Gong-Atmung

Stehen Sie hüftbreit, die Knie weich. Halten Sie die Hände vor dem Unterleib mit den Handflächen nach oben. Die Fingerspitzen der Mittelfinger berühren sich leicht.

1. Atmen Sie durch die Nase ein. Bringen Sie dabei die Hände vor dem Körper hoch bis etwa in Höhe des Kinns. Drehen Sie dann die Handflächen nach unten und atmen Sie mit der Bewegung der Hände nach unten wieder aus. Lassen

Sie dabei auch den ganzen Körper sich mit der Handbewegung nach oben ausdehnen und mit der Ausatmung wieder senken. Lassen Sie die Bewegung aus dem Becken entstehen.

2. Bringen Sie dann allmählich bei jeder Einatmung die Hände etwas höher, bis Sie sich schließlich ganz nach oben strecken. Gehen Sie bei der Ausatmung in die Knie, bis Sie in der Hocke sind.

3. Kommen Sie weiter in der Einatmung mit den Händen hoch über den Kopf. Führen Sie dann in der Ausatmung die Hände auseinander, seitlich am Körper nach unten und bringen sie vor dem Becken wieder zusammen.

Yoga-Atemübungen

Zwerchfellatmung (Kapalabhati)

Durch diese forcierte Atmung wird viel verbrauchte Luft aus den Lungen ausgestoßen, so daß Raum für die Aufnahme frischer sauerstoffreicher Luft geschaffen wird. Das gesamte Atemsystem wird dadurch gereinigt, die Konzentration wird gefördert und das Energieniveau wird erhöht.

Sitzen Sie aufrecht. Atmen Sie zwei Atemzüge ganz normal. Nehmen Sie dann einen tiefen Atemzug und atmen Sie ein. Atmen Sie dann in kurzen kräftigen Atemstößen (wie ein Blasebalg) etwa 20mal ein und aus. Ziehen Sie beim Ausatmen die Bauchmuskeln kräftig zusammen, heben das Zwerchfell und drücken die Luft aus den Lungen. Beim Einatmen entspannen die Muskeln, und die Lunge kann sich wieder mit Luft füllen. In diesem gleichmäßigen Rhythmus wird die Ausatmung betont. Nach den 20 Atemstößen atmen Sie voll ein, halten den Atem an und machen anschließend ein paar normale Atemzüge. Danach wiederholen Sie die Zwerchfellatmung noch zweimal.

Mit dieser Übung stoßen Sie verbrauchte Luft aus den Lungen und reinigen das gesamte Atemsystem.

Wechselatmung (Anuloma Viloma)

Auch dies ist eine stark reinigende Atmung. Sie stellt den gleichmäßigen Atemfluß wieder her, integriert die beiden Gehirnhälften und harmonisiert den Fluß der Lebensenergie im Körper.

Sie atmen durch ein Nasenloch ein (zählen bis 2), halten den Atem an (zählen bis 8) und atmen durch das andere Nasenloch wieder aus (zählen bis 4). Beginnen Sie mit 10 Runden und bauen Sie die Übung allmählich bis zu 20 Runden auf. Eine Runde besteht aus folgenden 6 Schritten. Benützen Sie zum Zuhalten der Nasenlöcher den Daumen und Ring- und kleinen Finger der rechten Hand.

1. Atmen Sie durch das linke Nasenloch ein, indem Sie das rechte mit dem Daumen schließen.
2. Atem anhalten, beide Nasenlöcher schließen.
3. Durch das rechte Nasenloch ausatmen, das linke mit Ringfinger und kleinem Finger geschlossen halten.
4. Atmen Sie durch das rechte Nasenloch ein, indem Sie das linke geschlossen halten.
5. Atem anhalten, beide Nasenlöcher schließen.
6. Atmen Sie durch das linke Nasenloch aus, indem Sie das rechte mit Ihrem Daumen schließen.

Übungen zur Gehirnintegration

Überkreuzbewegung

Wie bereits erklärt, findet das eigentliche Sehen nicht in den Augen, sondern im Gehirn statt. Diese Übung hilft uns, beide Gehirnhälften zu koordinieren und »einzuschalten« und somit die Voraussetzung für gutes Sehen zu schaffen.

Stehen Sie locker. Heben Sie den rechten Arm und das linke Bein. Dann den linken Arm und das rechte Bein. Bewegen Sie dann die Arme und Beine über Kreuz (wie im Marschschritt). Dabei kann die rechte Hand das linke Knie berühren und die linke Hand das rechte Knie.

Mußten Sie dabei überlegen? Dann ist diese Übung besonders wichtig für Sie!

Während Sie sich so bewegen, summen Sie dabei und schauen Sie nach links oben. Dies regt die rechte Gehirnhälfte an und schult die Wahrnehmung.

Bei manchen Menschen – oft bei Linkshändern – kann die Dominanz der Gehirnhälften gerade umgekehrt sein. Probieren Sie einfach aus, welche Seite Ihnen angenehmer ist.

Nach einer Weile lassen Sie den Blick wieder locker umherschweifen und gehen mit Überkreuzbewegung quer durch den Raum. Lassen Sie sich auch dazu Variationen einfallen: Hüpfen und springen Sie, gehen Sie rückwärts, bewegen Sie sich zu Ihrer Lieblingsmusik, Hauptsache Überkreuz.

Für wen ist diese Übung geeignet? Für alle, die dieses Buch in die Hand genommen haben, die sich mit dem Sehen beschäftigen wollen. Diese Übung bildet sozusagen die Grundlage im Gehirn, bereitet den Boden für gutes Sehen. Sie eignet sich auch gut für Legastheniker, weil sie nicht nur die Sehbahnen, sondern auch andere Nervenbahnen im Gehirn aktiviert. Menschen, die als Kleinkinder nicht gekrabbelt sind, können dies durch diese einfache Übung kompensieren.

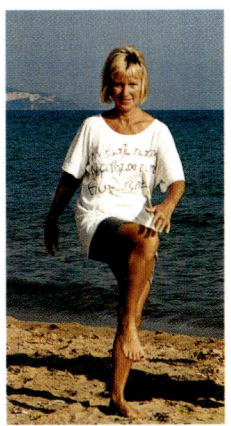

Wirkungsweise Mit dieser Übung »schalten« Sie Ihre beiden Gehirnhälften »ein«, d.h., eine Dominanz der rechten oder der linken Gehirnhälfte wird ausgeglichen, und beide werden gleichzeitig aktiviert. Wenn wir uns so integriert haben, sind wir fähig, ein Bild zu sehen und es auch zu beschreiben.

   Wenn Sie, bevor Sie mit anderen Augenübungen beginnen, etwa 3 Minuten »Überkreuz« gehen, erhöht dies die Wirksamkeit der jeweiligen Übung, das Sehvermögen wird besser und schärfer. Gleichzeitig wird die Atmung locker, Nacken und Schultern entspannen sich, und Sie werden insgesamt harmonischer und ausgeglichener.

Hüpfen überkreuz fördert die Gehirnintegration.

Liegende Acht

Auch diese Übung ist zur Koordination der beiden Gehirnhälften gedacht und bereitet Sie auf die eigentlichen Sehübungen vor.

Sitzen oder stehen Sie bequem. Beschreiben Sie nun mit dem Zeigefinger der rechten Hand (oder der linken Hand, je nachdem, ob Sie Rechts- oder Linkshänder sind) eine liegende Acht in der Luft. Wenn Sie Rechtshänder sind, beginnen Sie nach links oben (damit wird die rechte Gehirnhälfte angeregt und dadurch das Wahrnehmen der Bilder). Wenn Sie Linkshänder sind, probieren Sie aus, welche Seite Ihnen angenehmer ist.

Verfolgen Sie mit dem Blick, mit den Augen, ganz locker die Bewegung Ihres Fingers. Spüren Sie, wie die Augen sich in den Augenhöhlen ganz locker und leicht bewegen.

Nach einer Weile lassen Sie Ihren Arm locker und schließen Ihre Augen. Stellen Sie sich nun vor, an Ihrer Nasenspitze befindet sich ein Malstift, der in allen Farben malen kann. Mit diesem Stift malen Sie nun wieder die liegende Acht in die Luft, bleiben Sie einfach in Bewegung. Malen Sie die Acht in einer Farbe, die Ihnen gerade gefällt. Oder stellen Sie sich eine Spielzeugachterbahn aus Holz vor und lassen Sie in Ihrer Vorstellung darauf eine bunte Glasmurmel in der Form der Acht herumrollen. Lassen Sie Ihre Phantasie spielen. Vielleicht fallen Ihnen noch mehr Spiele mit der liegenden Acht ein. Nehmen Sie wahr, wie Sie jedesmal mit der Bewegung in die Mitte und damit auch in Ihre Körpermitte kommen und sich somit zentrieren.

Für wen ist diese Übung geeignet? Diese Übung ist wie die Überkreuzbewegung eine Grundlage für gutes Sehen, also wie jene für alle gedacht.

Wirkungsweise Auch hier, wie bei der Überkreuzbewegung, werden beide Gehirnhälften »eingeschaltet«. Durch die

Bewegung des Kopfes wird der Nacken gelockert und somit Blockaden im Schulter- und Nackenbereich gelöst, die sehr häufig gutes Sehen behindern. Wenn Sie verwirrt, verärgert, angespannt, nervös oder zerstreut sind, malen Sie ein paar liegende Achten. Sie werden spüren, daß Sie zentrierter und ruhiger werden – wieder zu Ihrer Mitte finden. Gleichzeitig tun Sie etwas Gutes für Ihre Augen und Ihr Sehen.

Tips für den Alltag Wenn Sie eine schwierige Aufgabe bewältigen müssen oder überhaupt, bevor Sie Ihren Arbeitstag beginnen (ähnlich wie die Vorbereitung zu den Augenübungen), sitzen Sie einen Moment bequem, atmen Sie tief durch und malen Sie ein paar liegende Achten in die Luft (mit offenen oder geschlossenen Augen). Danach wird Ihnen so Manches leichter fallen, und Sie werden an Vieles gelassener herangehen.

Augenübungen und Sehspiele

Der weiche Blick und Blickfelderweiterung

Bevor Sie nun mit den Augenübungen beginnen, versuchen Sie zuerst einmal, Ihren Blick ganz weich zu machen. Viele Menschen (besonders Kurzsichtige) versuchen oft, alles auf einmal scharf zu sehen. Dies ist aber unmöglich. Ein gut sehendes Auge kann immer nur auf eine winzige Stelle scharf stellen und dann diese Stelle klar sehen, im Gegensatz zur Kamera. Alles andere bleibt unscharf.

Versuchen Sie nun einmal, diese Unschärfe zuzulassen. Schauen Sie geradeaus. Halten Sie Ihre beiden ausgestreckten Zeigefinger in einem Abstand von mindestens 30 Zentimeter vor Ihren Augen. Dann bewegen Sie beide Finger gleichzeitig nach außen. Der Blick bleibt geradeaus ins Nichts gerichtet. Nehmen Sie die Bewegung Ihrer Finger wahr. Gehen Sie so weit damit, bis Sie die Finger fast nicht mehr sehen können. Nehmen Sie wahr, wie viel von Ihrer Umgebung Sie sehen können, wie weit Ihr Blickfeld ist. Ihr Blick ist jetzt ganz weich, auf nichts gerichtet, und alles darf unscharf sein. Lassen Sie langsam Ihre Finger wieder zur Mitte gleiten. Wenn Sie mögen, wiederholen Sie die Bewegung der Finger öfters.

Bei jedem Mal werden Sie feststellen, daß Sie Ihre Finger ein Stückchen weiter nach außen bewegen können und daß Ihr Blickfeld dadurch weiter wird.

Für wen ist diese Übung geeignet? Diese Übung ist für alle gedacht, die ihr Sehen entspannen und verbessern wollen. Sie eignet sich besonders für Menschen, die die Tendenz haben, zu starren und alles auf einmal scharf sehen zu wollen. Außerdem ist sie sehr wichtig für Menschen, die ein eingeschränktes Gesichtsfeld haben.

Wirkungsweise Mit dieser Übung wird das Sehen weich und entspannt. Wenn Sie lernen, Ihren Blick zuerst einmal loszulassen, können Sie nach dieser kurzen Entspannung auch wieder scharf stellen. Außerdem können Sie damit Ihr Gesichtsfeld erweitern.

Tips für den Alltag In vielen Alltagssituationen (beim Autofahren, Tennis und anderen Ballspielen etc.) ist es erforderlich, zuerst einmal die Gesamtsituation ins Auge zu fassen, den Überblick zu bewahren, bevor wir uns auf Einzelheiten konzentrieren. Achten Sie einmal in Ihrem täglichen Leben auf solche Situationen und üben Sie dabei den weichen Blick. Wenn Sie dies oft geübt haben, geht das im Alltag natürlich auch ohne die beiden Finger. Sie können somit Ihre Augen trainieren, ohne daß irgend jemand etwas davon bemerkt.

Palmieren

Die wichtigste Augenübung, die eigentlich gar keine Übung an sich ist, sondern reine Augenentspannung, ist das Palmieren. Der Begriff stammt ursprünglich von Dr. Bates.

Wenn die Augen entspannt sind, ist es der ganze Körper – und erst in der Entspannung ist gutes Sehen möglich. Das Palmieren sollte deshalb so oft wie möglich durchgeführt werden. Wenn Sie nur kurz Zeit haben, genügen schon ein paar Minuten – je länger, desto größer ist natürlich der Effekt. Manche Leute berichten, daß sie nach langem Palmieren viel klarer sehen. Bei Grünem Star dagegen gilt: nicht so lange, dafür aber öfters.

Wenn Sie eine Augenübung durchführen, bei der die Augenmuskeln angestrengt werden, ist es besonders wichtig, hinterher zu palmieren. Das Ziel ist das gleiche wie im Yoga. Wenn wir nur mehrere Übungen aneinanderreihen, ohne uns zwischendurch zu entspannen, geht der heilende Effekt der Übung gleich wieder verloren. Wie im Yoga werden in der Entspannung nach der Übung die Dehnung und Streckung vertieft, und erst jetzt tritt der Heilerfolg der Übung ein.

Machen Sie es sich nun bequem. Setzen Sie sich an einen Tisch und stützen Sie die Ellbogen auf. Reiben Sie Ihre Handflächen gegeneinander, bis sie richtig warm sind. Laden Sie die Handflächen mit Wärme und Energie auf. Bedecken Sie dann Ihre Augen mit den Handflächen. Lassen Sie dabei den Kopf richtig in Ihre Hände sinken. Schließen Sie die Augen. Die Augen sind optimal abgedunkelt, wenn sich die Finger beider Hände über der Stirn kreuzen. Wichtig ist, daß die Hände ganz locker und entspannt sind und keinen Druck auf die Gesichtsknochen ausüben. Die Handflächen sollen sich wie Kuppeln über die geschlossenen Augenlider legen.

Sie können sich zum Palmieren auch auf den Rücken legen. Das Abdecken der Augen erfolgt dann gleichermaßen. Das Palmieren eignet sich auch gut als Entspannung vor dem Einschlafen.

Palmieren eignet sich sehr gut zur Entspannung vor dem Einschlafen.

Gehen Sie nun mit Ihrer Aufmerksamkeit durch den ganzen Körper. Beginnen Sie bei den Füßen. Achten Sie darauf, daß jeder Teil Ihres Körpers völlig entspannt ist, lassen Sie alle Muskeln los. Nehmen Sie nun Ihre Atmung wahr. Spüren Sie, wie der Atem ganz ruhig ein- und ausströmt – tief in Ihren Bauchraum. Bei jeder Ausatmung lassen Sie noch ein Stück mehr los, atmen Streß, Verkrampfungen und Muskelanspannungen aus Ihrem Körper aus.

Spüren Sie nun die Wärme Ihrer Hände. Stellen Sie sich vor, daß die Wärme und Energie Ihrer Hände Ihren Augen Heilkraft zuführt. Nehmen Sie die Dunkelheit wahr – die notwendig ist, um Ihren Geist und Ihren Körper wieder zu regenerieren. In der Dunkelheit wird in den Sehzellen neuer Sehpurpur gebildet, der für das Sehen unerläßlich ist. Spüren Sie nun Ihre Augenmuskeln. Stellen Sie sich diese wie Gummibänder vor, die angespannt sind. Lassen Sie jetzt diese Gummibänder, d.h. Ihre Augenmuskeln, los – sie werden jetzt ganz schlaff, entspannt und gelöst. Die Augäpfel sinken ein in die weiche und warme Gegend, die Ihre Augen umgibt. Ihre Augen sind jetzt völlig entspannt. Alle weichen und warmen Körper sind formbar. Stellen Sie sich jetzt vor, daß Ihre Augäpfel in Ihre ursprüngliche gesunde und runde Form zurückkehren. Wenn Sie kurzsichtig sind, sind Ihre Augäpfel vielleicht zu lang, und wenn Sie weitsichtig sind, zu kurz. Stellen Sie sich nun Ihre Augäpfel ganz weich und warm und ebenmäßig rund vor. Wenn die Augäpfel so rund sind, kann auch Ihr Sehen völlig klar sein. Bei allen Visualisationen und Phantasiereisen, die Sie beim Palmieren machen, denken Sie daran, daß Sie alles völlig klar sehen.

Es gibt nun verschiedene Möglichkeiten, wie Sie das Palmieren weiterführen können.

Entspannen Sie einfach, lassen Sie wie in der Meditation alle Gedanken und Vorstellungen los und nehmen Sie nur die Atmung und Ihre Entspannung wahr. Schließen Sie eine der folgenden Visualisationen an oder visualisieren Sie nach Ihrer eigenen Phantasie.

Visualisation: Dunkelheit

Zweifele nicht am Blau des Himmels, wenn über deinem Dach dunkle Wolken stehen.
Indisches Sprichwort

Nehmen Sie intensiv die Dunkelheit wahr. Vertiefen Sie die Dunkelheit. Stellen Sie sich vor, Sie schauen auf eine dunkle Fläche, z.B. ein dunkles Stück Stoff (dunkel blauviolett bis schwarzer Samt). Oder blicken Sie in der Vorstellung auf einen dunklen See oder den Nachthimmel. Lassen Sie diese dunkle Fläche sich über Ihr ganzes Gesichtsfeld ausbreiten, über Ihre Sehnerven bis ins Gehirn in das Sehzentrum. Ihr ganzes Sehen ist erfüllt von dieser Dunkelheit. Entspannen Sie sich in diese Dunkelheit hinein. Bei jeder Ausatmung vertieft sich die Dunkelheit. Genießen Sie es, einmal nichts mehr anschauen und fixieren zu müssen, sich einfach in der Dunkelheit zu entspannen.

Wenn nach einer Weile wieder Farben und Bilder auftauchen möchten, lassen Sie das einfach zu und kommen Sie dann langsam wieder in das Tagesgeschehen zurück.

Visualisation: Blauer Himmel

Wenn Ihnen die Vorstellung von Schwarz unangenehm ist, oder einfach als andere Farbvariante, können Sie diese Visualisation auch mit der Farbe Blau durchführen. Blau beruhigt und entspannt, unterstützt die Ausatmung, regt die Zirbeldrüse an und lädt den Körper mit Energie auf.

Stellen Sie sich vor, Sie liegen an einem warmen Sommertag auf einer Wiese oder an einem Strand und schauen in den tiefblauen Himmel. Lassen Sie die blaue Farbe immer leuchtender und intensiver werden. Bei jedem Ausatmen tauchen Sie tiefer ein in dieses Blau. Ihr Blick entspannt sich direkt hinein in dieses strahlende Blau, hinein in die Unendlichkeit, wo es nicht mehr darum geht, etwas scharf zu sehen. Ihre Augen und Ihr Sehen sind jetzt völlig entspannt.

Palmieren Sie zu Phantasiereisen (z.B. auf Kassetten). Lassen Sie sich von jemandem eine Geschichte erzählen oder vorlesen. Sprechen Sie selbst Geschichten auf Band und palmieren Sie dazu. Erinnern Sie sich an Spaziergänge, Wanderungen, Bootsausflüge, etc. und sehen Sie alles in Ihrer Vorstellung völlig klar.

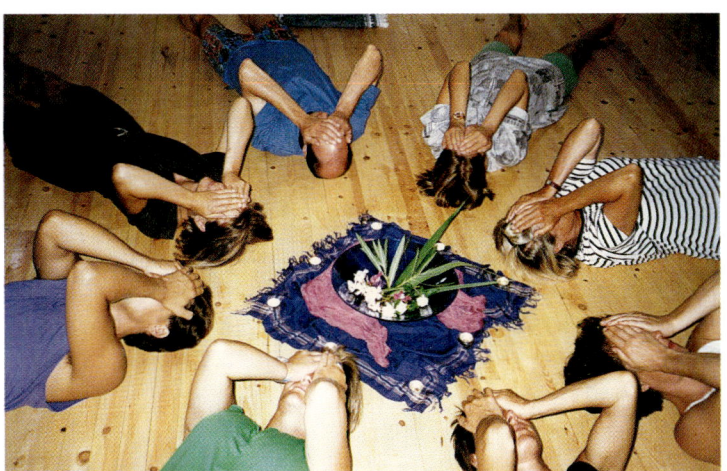

Palmieren im Kreis

Für wen ist diese Übung geeignet? Das Palmieren ist für alle Menschen mit den unterschiedlichsten Sehproblemen geeignet, auch als allgemeine Entspannung, wenn jemand keine Probleme mit dem Sehen hat.

Wenn Sie oft trockene und gereizte Augen haben, können Sie durch häufiges Palmieren evtl. auf Augentropfen verzichten.

Wirkungsweise Palmieren ist die tiefste Entspannung für die Augen. Durch die Wärme der Hände überträgt sich wärmende und heilende Energie auf die Augen. Die Augenmuskeln, der ganze Körper und Geist finden eine tiefe Entspannung. Sie haben dabei auch die Möglichkeit, sich einmal kurz von der Außenwelt zurückzuziehen.

Tips für den Alltag Gewöhnen Sie sich an, nach jeder anstrengenden Augenübung oder wann immer Sie bemerken, daß Ihre Augen müde, trocken oder überanstrengt sind, kurz zu palmieren. Oft genügen ein paar Minuten, z.B. in einer kurzen Pause am Schreibtisch.

Danach können Sie wieder erholt und erfrischt an Ihre Tätigkeit herangehen. Wenn Sie schlecht einschlafen können, palmieren Sie im Bett noch ein paar Minuten, ehe Sie wach liegen und sich Gedanken machen, warum Sie nicht einschlafen können.

Umwandern mit dem Zauberstift

Diese einfache Übung können Sie fast überall ausführen. Wenn Sie sich intensiver mit dem Sehen befassen, kann sie in Ihren Tagesablauf aufgenommen werden wie Zähneputzen. Die Übung kann im Raum oder auch im Freien ausgeführt werden.

Setzen Sie sich bequem in einen Sessel, auf einen Stuhl oder auf eine Bank. Die Wirbelsäule soll aufrecht sein, damit die Atmung frei und ungehindert fließen kann. Lockern Sie den Schulter- und Nackenbereich. Machen Sie eine Schulter- und Nackenmassage, wie auf Seite 46f. beschrieben. Atmen Sie durch die Nase ein und aus.

Stellen Sie sich nun vor, an Ihrer Nasenspitze befindet sich ein Malstift, ein Zauberstift, der in allen Farben malen kann. Mit diesem Nasenstift, der praktisch eine Verlängerung Ihrer Nase darstellt, umwandern Sie nun die Umrisse des Raumes: Türen, Fenster, Tische, Stühle, Vorhänge, Pflanzen, Muster an der Decke, Bilder an der Wand etc., eben alles, was Sie im Moment vor sich sehen können. Ihr Kopf bewegt sich ganz locker dabei. Nehmen Sie wahr, wie die Augen sich von selbst mitbewegen – beeinflussen Sie diese Augenbewegung nicht. Spüren Sie, wie sich dabei auch der ganze Nackenbereich immer mehr lockert.

Gehen Sie dann zu kleineren Gegenständen über und umwandern Sie wieder die Umrisse und auch Einzelheiten. Lassen Sie bunte Farben aus Ihrem Zauberstift nach außen fließen, intensivieren Sie die Farben in der Vorstellung.

Schließen Sie nach einer Weile die Augen und malen Sie all die Gegenstände, die Sie mit offenen Augen gemalt haben, nun mit geschlossenen Augen in der Erinnerung. Es kommt nicht darauf an, sich genau an Einzelheiten zu erinnern; viel wichtiger sind die Bewegung des Kopfes und der Augen und vor allem die Vorstellung, mit dem Zauberstift Gegenstände zu umwandern.

Wenn Sie die Augen wieder öffnen, bleiben Sie in Bewegung und malen Sie noch ein bißchen weiter. Achten Sie darauf, wie Sie die Gegenstände mit geschlossenen Augen wahrgenommen haben, ob Sie sich an Formen und Farben erinnern konnten – ganz ohne Wertung.

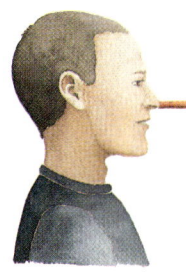

Arbeiten mit dem Zauberstift

Für wen ist diese Übung geeignet?

Diese Übung eignet sich bei Kurzsichtigkeit, Weitsichtigkeit, Altersweitsichtigkeit, Astigmatismus, außerdem zur allgemeinen Beweglichkeit der Augen und zur Erweiterung der Seh- und Wahrnehmungsfähigkeit.

Wirkungsweise

Beim Malen mit dem Zauberstift wird die Nackenmuskulatur gelockert und so der freie Energiefluß zum Kopf und zu den Augen gewährleistet. Durch die Bewegung des Kopfes bewegen sich die Augen ganz von selbst und ohne Anstrengung mit. Starren wird somit verhindert.

Die Bewegung des Kopfes und der Augen bewirkt eine Zunahme der saccadischen Bewegung des Auges (siehe Seite 18). Dadurch wird eine Voraussetzung für schärferes Sehen geschaffen. Der Geist konzentriert sich bewußt auf das Gesehene, und Sie lernen, genauer wahrzunehmen.

Tips für den Alltag Diese Übung eignet sich besonders dafür, Wartezeiten im Alltag zu verkürzen. Sie können z.B. schon beim Frühstück all die Dinge auf dem gedeckten Tisch, all die Speisen, die Sie dann zu sich nehmen werden, umwandern. Wenn Sie beim Bäcker warten müssen, bis Sie an der Reihe sind, umwandern Sie all die Brote und Backwaren und anderen Leckereien.

An Ihrem Arbeitsplatz halten Sie zwischendurch immer wieder einfach einen Moment inne und richten Ihre Aufmerksamkeit auf Ihr Sehen, Ihre Augen. Umwandern Sie den Gegenstand, mit dem Sie gerade beschäftigt sind, Ihren Schreibtisch, die Utensilien darauf, ein Bild an der Wand, eine Pflanze oder irgend etwas, das Sie durch das Fenster in der Ferne sehen. Setzen Sie dann Ihre Tätigkeit ganz normal fort und unterbrechen Sie immer mal wieder kurz für eine kleine Augenpause. Ihre Augen werden es Ihnen danken.

Formen malen

Schließen Sie die Augen und stellen Sie sich eine makellose weiße Wand vor. Auf diese Wand malen Sie nun mit Ihrem Zauberstift blaue Wellenlinien, von links nach rechts und wieder zurück, bis die Wand voller blauer Wellenlinien ist. Dann malen Sie mit dicker weißer Farbe darüber (Sie können jetzt den Zauberstift in einen dicken weißen Pinsel verwandeln).

Nun lassen Sie rote Farbe aus Ihrem Stift fließen und malen rote Zickzacklinien von links nach rechts und wieder zurück. Wenn die Wand voller roter Zickzacklinien ist, malen Sie wieder mit dicker weißer Farbe darüber.

Dann lassen Sie grüne Farbe aus Ihrem Nasenstift fließen und malen grüne Spiralen auf die weiße Wand, bis diese damit ausgefüllt ist. Wieder bedecken Sie die grüne Spiralwand mit weißer Farbe.

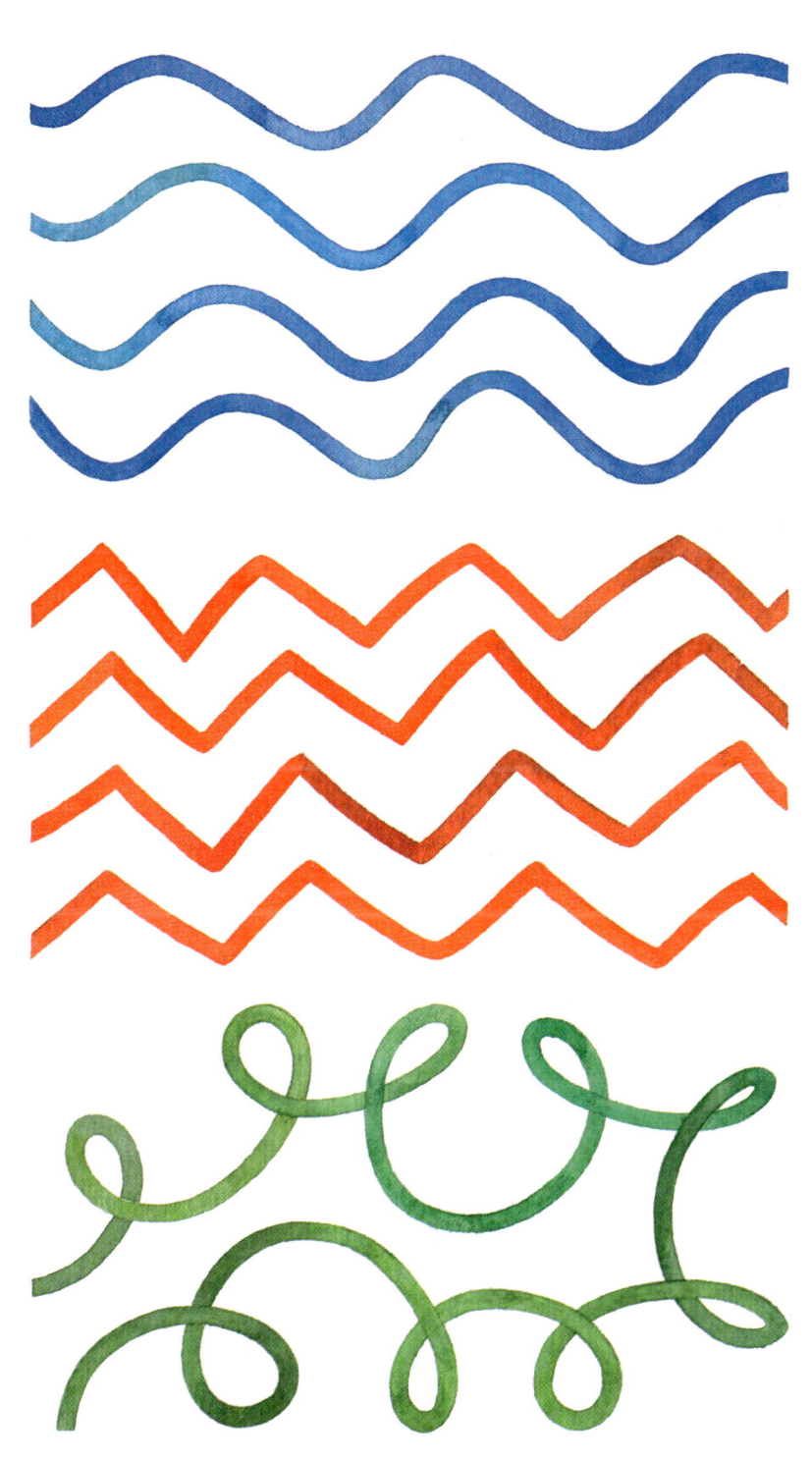

Malen Sie nun ein Bild Ihrer Phantasie, z.B. ein Kinderbild mit einem Haus, Türen, Fenster, Bäume, Büsche, Blumen, einen Weg, die Sonne, weiße Kuschelwolken etc. – oder einen Baum mit vielen Blüten, reifen Früchten oder bunten Herbstblättern – oder was Ihnen gerade einfällt. Am Schluß übermalen Sie das Bild wieder mit weißer Farbe und halten es in Ihrer Erinnerung wach. Mit Blinzeln öffnen Sie wieder Ihre Augen und setzen langsam Ihre vorherige Tätigkeit fort.

Wirkungsweise   Hierbei werden zusätzlich zur Wahrnehmung der Formen die Farbwahrnehmung geschult.

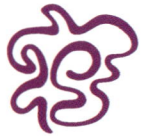

Labyrinth

Das Labyrinth ist ein Symbol, das bereits bei den Ägyptern, Etruskern, Mykenern und Römern verwendet wurde. Das Symbol findet sich auch in den Kirchenlabyrinthen in gotischen Kathedralen wie Chartres, Amiens oder San Vitale in Ravenna. Der kretische Typ erinnert an Spiralen, was zur Interpretation des Symbols als Darstellung des Sonnenlaufs Anlaß gibt. Algerische Labyrinthe gelten als Sinnbild des menschlichen Lebens mit all seinen Prüfungen und Umwegen. Das Zentrum bleibt als Erwartung des Heiligen frei.

Beginnen Sie mit der Übung am Eingang des Labyrinths. Verfolgen Sie nun mit dem imaginären Stift auf der Nase die gewundenen Pfade. Dabei bewegt sich wieder vorwiegend der Kopf – die Augen folgen locker mit. Vielleicht möchten Sie sich ein Tier vorstellen, das sich auf den Labyrinthwegen bewegt, z.B. ein Eichhörnchen oder eine Katze.

Lassen Sie den Blick weich über die bunten Farben gleiten oder stellen Sie sich den Weg in einer einzigen Farbe vor und verfolgen damit die Wege des Labyrinths. Vergessen Sie nicht, immer mal zwischendurch zu blinzeln. Wenn Sie in der Mitte des Labyrinths angekommen sind, schließen Sie für einen Moment Ihre Augen. Hat sich der Weg gelohnt? Vielleicht haben Sie einen Schatz oder etwas anderes Schönes gefunden? Lassen Sie einfach imaginäre Bilder aus Ihrem Unterbewußtsein auftauchen. Vielleicht ist das, was Sie sehen, in Ihrer Vorstellung ganz deutlich und klar?

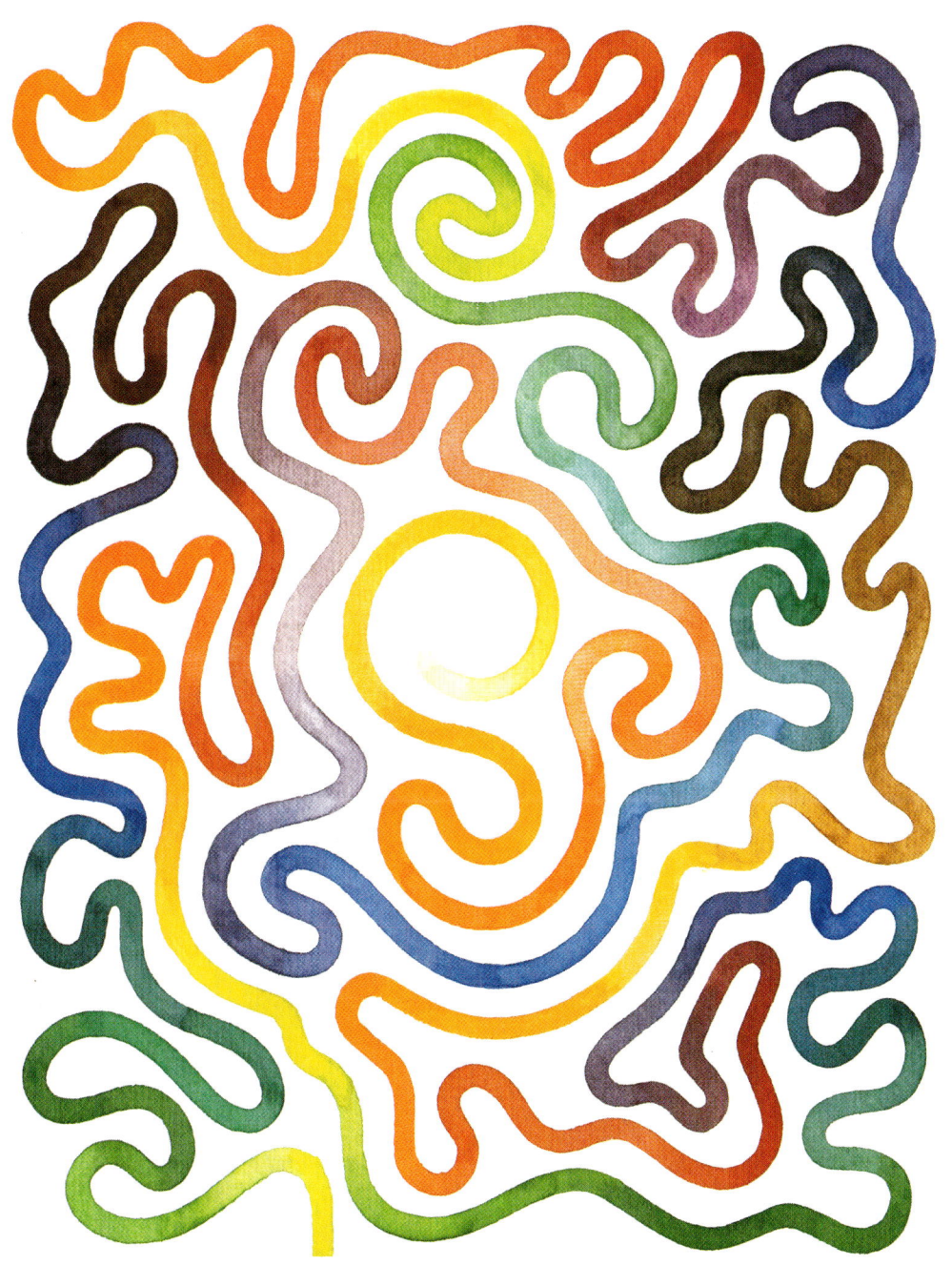

Wirkungsweise Wie beim Malen mit dem Zauberstift trainieren Sie hier die optimale Beweglichkeit Ihrer Augen. Gleichzeitig konzentrieren Sie sich auf eine vorgegebene Figur, die Sie mit weichem Blick verfolgen. Dies dient als Vorübung für entspanntes Sehen.

Tips für den Alltag Wenn Ihnen diese Übung einfällt und Sie das Buch und die Tafel mit dem Labyrinth gerade nicht zur Hand haben, schauen Sie sich einfach in Ihrer Umgebung um. Vielleicht sehen Sie hier gerade oder gewundene Linien, die Sie mit Ihrem Blick verfolgen können, z.B. den Gehsteig, Straßenbahn- oder U-Bahn-Linien, Wege, die Baumkronen am Horizont, eine Felsformation oder ganz einfach ein Muster auf der Tischdecke. Auch hier sind der Phantasie keine Grenzen gesetzt. Welche Linien Sie auch immer verfolgen, achten Sie darauf, daß Ihr Blick weich, der Nacken locker und entspannt ist und die Atmung ruhig und tief in den Bauchraum fließt.

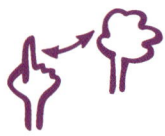

Nah-Fern-Schwung

Dies ist eine wichtige Übung zur Verbesserung der Akkommodation, d.h., Sie verschieben den Brennpunkt des Sehens von nah nach fern und umgekehrt. Sie kann fast überall ausgeführt werden, im Raum oder noch besser im Freien. Sie können sie ganz einfach in den Alltag integrieren oder sich auch einmal länger dafür Zeit nehmen.

Setzen oder stellen Sie sich bequem hin. Suchen Sie sich einen nahen und einen fernen Gegenstand, z.B. Ihren Daumen und ein Bild an der Wand oder einen Baum im Garten (siehe Abbildung Seite 127). Stellen Sie sich vor, Sie halten in der Hand ein dickes Seil, das bis zu dem Bild oder dem Baum reicht. Stellen Sie sich das Seil in einer bunten Farbe vor. Umkreisen Sie kurz Ihren Daumen und dann das Bild oder den Baum entgegen dem Uhrzeigersinn. Lassen Sie nun Ihren Blick entspannt vom Daumen auf dem imaginären Seil zum Baum gleiten und wieder zurück. Der Kopf bewegt sich dabei wie bei einem langsamen Nicken. Spüren Sie, wie dadurch auch die Nackenmuskulatur gelockert wird. Wenn Ihr Blick auf dem Seil springt, ist das ganz normal. Versuchen Sie einfach, den Blick so weich wie möglich gleiten zu lassen. Vielleicht fällt es Ihnen leichter, wenn Sie sich vorstellen, daß das Seil auf dem Boden durchhängt.

Wenn Sie kurzsichtig sind, atmen Sie aus, während Sie Ihren Blick in die Ferne schweifen lassen. Wenn Sie weitsichtig sind, atmen Sie aus, während Sie Ihren Blick in die Nähe holen. In der Ausatmung entspannen sich der Körper und das Sehen. Die Kurzsichtigen lassen damit ihre entspannte Nahsicht in die Ferne gleiten. Die Weitsichtigen bringen ihre klare Fernsicht zu sich her. Wiederholen Sie die Übung in Ihrem eigenen Atemrhythmus mehrere Male.

Schließen Sie dann Ihre Augen und fahren Sie mit dem Wandern auf dem imaginären Seil gleichermaßen fort. Stellen Sie sich vor, auf Ihrem Seil hüpft ein Vogel oder ein bunter Schmetterling entlang, jeweils mit Ihrem Atem zu sich her oder von Ihnen weg. Lassen Sie den Vogel oder Schmetterling auch in Ihrer Problemzone ganz deutlich und klar erscheinen.

Nach einer Weile öffnen Sie Ihre Augen wieder und lassen den Blick noch ein paarmal zwischen dem Daumen und dem Baum hin und her gleiten.

> Kurzsichtige atmen beim Blick in die Ferne aus, Weitsichtige beim Blick in die Nähe.

Blickstafette

Dies ist eine Variation der vorigen Übung, die Sie z.B. am Arbeitsplatz durchführen können. Wenn wir viel Naharbeit leisten, befindet sich die Augenlinse in ständiger Anspannung. Dagegen entspannen sich die Linse und das Sehen, wenn wir in die Ferne schauen. Sie tun daher allein schon dadurch Ihren Augen etwas Gutes, wenn Sie einfach ab und zu den Blick heben und ihn von Ihrem Schriftstück oder vom Bildschirm weg in die Ferne gleiten lassen.

Markieren Sie sich ein paar Stellen auf Ihrem Blickweg von der Nähe in die Ferne. Beginnen Sie an einem Punkt in der Nähe. Betrachten Sie z.B. Ihren Daumennagel oder die Spitze eines Kugelschreibers, den Sie dicht vor sich halten. Lassen Sie nun Ihren Blick zu einem Gegenstand auf Ihrem Schreibtisch wandern, z.B. einem Lineal, und lassen Sie ihn dort einen Moment verweilen. Von dort wandert Ihr Blick weiter, vielleicht zu einem Notizblock oder einem Behälter mit Stif-

> Wer viel Naharbeit leistet, muß für genügend Entspannung der Augen sorgen: Schauen Sie ab und zu in die Ferne.

ten. Auch hier ruht Ihr Blick eine Weile aus, bevor er weiter wandert, z.B. zu einer Pflanze auf dem Fensterbrett. Auf diese Weise lassen Sie Ihren Blick immer weiter in die Ferne gleiten, zu einem Baum vor dem Fenster, zum gegenüberliegenden Haus mit seinen Fenstern und Dachziegeln – immer weiter in den Himmel, vielleicht zu einer Wolke und schließlich in die Unendlichkeit.

Lassen Sie hier, in der Unendlichkeit, Ihren Blick ruhen, atmen Sie tief und genießen Sie die Entspannung Ihrer Augen. Wenn Sie nun nichts mehr fixieren müssen, sondern Ihrem Blick einfach freien Lauf lassen, entspannt sich Ihr Sehen völlig. Nach dieser kurzen Pause können Sie sich ganz entspannt wieder Ihrer Tätigkeit zuwenden.

Die Blickstaffette trainiert sehr gut die Akkomodationsfähigkeit der Augen.

Sie können diese Übung auch wie den Nah-Fern-Schwung ausführen und den Blick zusammen mit der Atmung hin und her gleiten lassen. Denken Sie daran: Wenn Sie kurzsichtig sind, atmen Sie in die Ferne aus. Wenn Sie weitsichtig sind, atmen Sie in die Nähe aus.

Für wen ist diese Übung geeignet? Diese Übung eignet sich für Kurzsichtige und Weitsichtige (natürlich auch für Altersweitsichtige) zur Entwicklung der Sehschärfe im Fern- bzw. Nahbereich.

Wirkungsweise Mit dieser Übung können Sie die Akkommodation trainieren, die Fähigkeit, im schnellen Wechsel auf Gegenstände in der Nähe und in der Ferne scharf zu stellen. Durch das Miteinbeziehen der Atmung wird bei Kurzsichtigen das entspannte Sehen in der Ferne und bei Weitsichtigen die Nahsicht geschult. Das Gute Sehen wird dabei jeweils in den Problembereich gezogen. Mit zunehmendem Üben lernen Sie, Ihr Sehen auch in der Entfernung zu entspannen, in der Sie sich bisher immer verkrampft und angestrengt haben.

Tips für den Alltag Wenn Sie viele Tätigkeiten in der Nähe ausführen, z.B. Arbeit am Bildschirm, Schreibtisch, Mikroskop, Zeichenbrett, Näharbeiten, etc., lassen Sie Ihren Blick zwischendurch immer wieder in die Ferne schweifen. Ihre Augen werden es Ihnen danken. In Ihrem Alltag werden Sie viele Gelegenheiten finden, den Nah-Fern-Schwung auszuführen, z.B. auf dem Gehsteig oder Bahnsteig entlang, wenn Sie auf die U-Bahn oder den Bus warten, oder im Auto wenn Sie an einer roten Ampel stehen.

Gerade für Ungeduldige ist dies eine wunderbare Gelegenheit, sich Wartezeiten zu verkürzen und die Zeit sinnvoll zu nutzen. Machen Sie es sich zur Gewohnheit, Augenblicke des Wartens mit einfachen Augenübungen zu füllen.

Lattenzaun

Schließen Sie die Augen. Stellen Sie sich einen Lattenzaun in irgendeiner Farbe vor. Mit Ihrem Stift auf der Nase pinseln Sie nun von links nach rechts und wieder zurück über die Latten hinweg. Wenn Sie mit der Nase nach links schwingen, gleitet der Lattenzaun nach rechts, und umgekehrt. Machen Sie dies eine Weile, atmen Sie ganz locker dabei, spüren Sie, wie sich Ihr Nacken lockert und entspannt.

Wenn Sie kurzsichtig sind, visualisieren Sie den Zaun in einer Entfernung, in der Sie ihn in der Vorstellung mühelos sehen können. Schieben Sie ihn dann immer weiter weg, bis Sie ihn in weiter Ferne sehen. Gleiten Sie mit Ihrem Nasenstift locker darauf hin und her. Dabei ist es egal, ob der Zaun groß oder klein ist. Vielleicht sehen Sie ihn nun auch in dieser Entfernung völlig klar?

Wenn Sie weitsichtig sind, beginnen Sie in der umgekehrten Reihenfolge. Malen Sie zuerst in größerer Entfernung und rücken Sie ihn dann immer weiter zu sich her, bis er kurz vor Ihrer Nase steht.

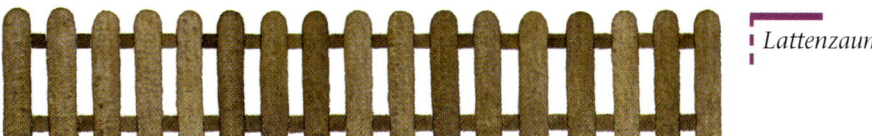

Lattenzaun

Für wen ist diese Übung geeignet? Diese Übung eignet sich bei Kurzsichtigkeit, Weitsichtigkeit, Altersweitsichtigkeit, Astigmatismus und für Menschen, die überall verschwommen sehen und nicht gut scharf stellen können.

Wirkungsweise Mit dieser Übung erreichen Sie mehr Beweglichkeit in den Augen. Sie trainieren, in einer Entfernung scharf zu sehen, in der Sie normalerweise verschwommen sehen: Kurzsichtige visualisieren scharfes Sehen in der Ferne, Weitsichtige visualisieren scharfes Sehen in der Nähe.

Tips für den Alltag Nach einer längeren Arbeitsphase, wenn Sie merken, daß Ihr Sehen nachläßt, wenn Ihnen das Scharfstellen nicht mehr gelingt: Anstatt sich anzustrengen und zu starren, schließen Sie die Augen, stellen Sie sich den Lattenzaun vor, gleiten Sie entspannt darauf hin und her und verschieben Sie ganz locker die Entfernung. Vielleicht ist nach dieser kurzen Pause Ihr Sehen wieder klarer und entspannter geworden.

Schwingen

Diese Übung, die vordergründig wie eine reine Körperübung aussieht, ist für mich eine der wichtigsten Augenübungen überhaupt, da sie die Beweglichkeit der Augen und damit die Fähigkeit zum besseren Sehen erheblich steigert.

Stellen Sie sich aufrecht hin, die Beine etwa hüftbreit auseinander, die Knie weich, der Oberkörper ganz gerade. Die Arme baumeln locker herunter.

Beginnen Sie dann, den Oberkörper langsam nach links und dann nach rechts zu drehen. Die Bewegung geht von Ihrem Becken aus, der Kopf bleibt ganz gerade auf dem Oberkörper. Lassen Sie die Bewegung in ein weiches Schwingen von links nach rechts übergehen. Wenn Sie nach links schwingen, hebt sich die rechte Ferse vom Boden ab und umgekehrt. Lassen Sie die Arme locker am Körper entlang baumeln.

Der Blick ist auf Augenhöhe geradeaus gerichtet. Während Sie schwingen, lassen Sie nun den Blick ganz weich über alles hinweg gleiten. Ersetzen Sie nun Ihren Stift auf der Nase durch eine weiche Feder und stellen Sie sich vor, daß Sie mit dieser Nasenfeder ganz weich über alles hinweg streichen, was in Ihrem Blickfeld ist.

Wenn Sie feststellen, daß Ihr Blick irgendwo festhalten will, lassen Sie los und lassen Sie den Blick gleich wieder weich werden. »Kitzeln« Sie mit der Nasenfeder noch sanfter über alles hinweg.

Machen Sie nun einen kleinen Test. Schließen Sie ein Auge und legen Sie zwei Finger einer Hand ganz leicht auf das geschlossene Augenlid. Schwingen Sie weiter und spüren Sie, was in Ihrem Auge geschieht! Spüren Sie die Bewegung? Spüren Sie, wie das Auge ganz intensiv auf und ab und hin und her vibriert? Wenn Sie gespürt haben, welch intensive Bewegung in Ihren Augen bei dieser Übung stattfindet, las-

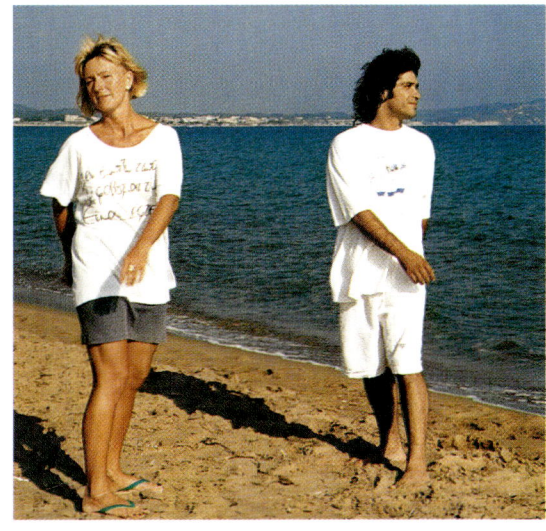

sen Sie die Hand wieder los und schwingen Sie ganz entspannt und mit dem Bewußtsein weiter, was in Ihren Augen passiert.

Nach einer Weile schließen Sie die Augen und schwingen weiter. Spüren Sie nun noch einmal in Ihre Augen hinein. Nehmen Sie die Bewegung wahr? Lassen Sie ganz bewußt Ihre Augenmuskeln los, so daß sich Ihre Augäpfel noch schwereloser bewegen können. Schwingen Sie so lange, wie es Ihnen Spaß macht. Öffnen und schließen Sie Ihre Augen, so oft Sie wollen. Wichtig ist, daß der Körper, die Arme, Schultern und Nacken und die Augen ganz locker sind und daß der Blick bei geöffneten Augen ganz weich ist. Wenn Sie mögen, spielen Sie eine Musik dazu, die Ihnen gefällt, und bewegen Sie sich im Rhythmus.

Schwingen fördert ganz entscheidend die Beweglichkeit der Augen.

Für wen ist diese Übung geeignet? Diese Übung ist für alle geeignet, die Ihre Sehkraft steigern wollen und deren Augen müde, trocken und überanstrengt sind.

Wirkungsweise Wie Sie bestimmt in dem kleinen Test bei der Durchführung der Übung festgestellt haben, wird durch die Körperbewegung die Beweglichkeit in den Augen um ein Vielfaches erhöht. Dadurch werden die saccadischen Bewegungen im Auge (siehe Seite 18) gesteigert. Die Augenmuskeln werden gelockert, und die Augäpfel bewegen sich fast schwerelos in der Augenumgebung. Der ganze Körper, vor allem auch der Schulter- und Nackenbereich, wird entspannt und gelockert. Durch mehr Bewegung, Schwerelosigkeit und Entspannung nimmt die Fähigkeit zum klaren Sehen zu.

Manchmal kommt es vor, daß es jemandem bei dieser Übung leicht übel oder schwindlig wird. Dies ist einfach ein Zeichen dafür, daß Sie und Ihr Sehen diese intensive Bewegung nicht gewohnt sind. Dann machen Sie die Übung einfach etwas langsamer und ruhiger und steigern allmählich die Intensität.

Tips für den Alltag Für diese Übung ist es erforderlich, daß Sie sich ein paar Minuten Zeit nehmen. Aber vielleicht gibt es sogar hier Gelegenheiten, Wartezeiten zu überbrücken, z.B. wenn Sie allein auf einen Bus oder den Aufzug warten. Entspannter ist es natürlich, wenn Sie zu Hause eine schöne Musik dazu auflegen. Ihre Augen und Ihr Sehen werden es Ihnen in jedem Falle danken. Die Übung eignet sich auch als Entspannung vor dem Schlafengehen, um die körperlichen und geistigen Anspannungen des Tages gehen zu lassen.

> Schwingen ist eine ideale Übung, um vor dem Einschlafen die nötige Entspannung zu finden.

Fusion

Die folgenden Übungen dienen der Koordination des Sehens mit beiden Augen.

Kleine Vorübung

Halten Sie das rechte Auge mit der Hand zu, richten Sie den Blick geradeaus und nehmen Sie wahr, wie weit Ihr Blickfeld mit diesem Auge reicht. Halten Sie dann das linke Auge zu und sehen Sie, was Sie jetzt wahrnehmen können, wie weit Ihr Blickfeld reicht. Achten Sie auch auf die Qualität des Sehens mit nur einem Auge.

Wenn Sie mit beiden Augen schauen, überlappt das Gesichtsfeld beider Augen in der Mitte. Hier findet das dreidimensionale Sehen statt. Sie werden sicher auch bemerkt haben, daß das Sehen mit beiden Augen klarer, deutlicher, plastischer und angenehmer ist.

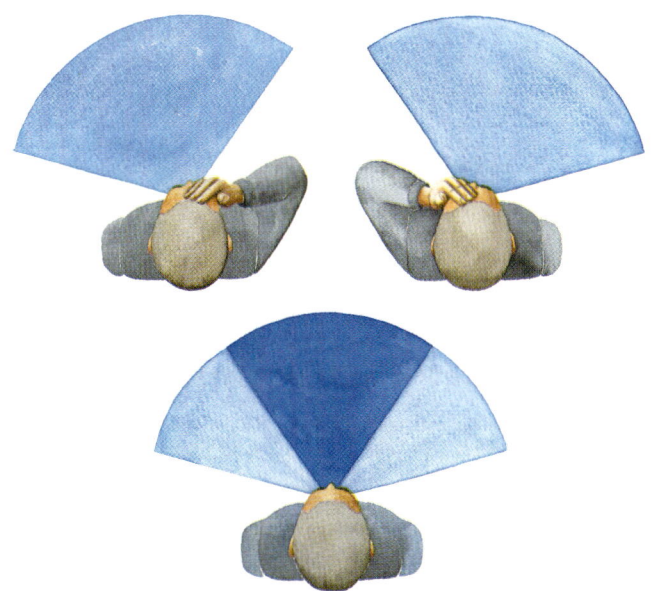

In dem überlappenden Bereich Ihres Gesichtsfeldes findet das dreidimensionale Sehen statt.

Finger und Kerze

Stellen Sie eine Kerze in etwa 1 Meter Abstand oder weiter weg vor sich hin. Halten Sie den ausgestreckten Zeigefinger einer Hand senkrecht und etwa 30 cm vor Ihren Augen. Richten Sie nun Ihren Blick ganz entspannt auf die Kerze. Was passiert dabei? Erscheint der Finger zunächst durchsichtig? Oder sehen Sie den Finger doppelt und die Kerze wie durch ein Tor?

Richten Sie dann den Blick auf Ihren Finger. Was geschieht nun? Sehen Sie die Kerze doppelt? Wechseln Sie den Blick ein paarmal hin und her, spielen Sie damit und lassen Sie dann den Blick auf der Kerze ruhen. Es ist für die Augen angenehmer, Gegenstände in größerer Entfernung anzuschauen.

Wichtig

- Wenn Sie mit dieser Übung Mühe haben, wenn Sie den Finger oder die Kerze nicht doppelt sehen, dann sollten Sie die Fusionsübungen öfter durchführen.
- Wenn Sie nur den Finger oder nur die Kerze doppelt sehen, sind Sie schon auf dem richtigen Weg. Trainieren Sie das, was Ihnen leichter fällt, bleiben Sie eine Weile dabei und versuchen Sie dann das andere.

Wenn Sie gar kein Tor oder die Kerze nicht doppelt sehen, heißt das, daß Sie nur mit einem Auge schauen. Dies kann der Fall sein, wenn Sie auf beiden Augen sehr unterschiedliche Sehstärken haben oder wenn ein Auge »abgeschaltet« ist. Es kann auch sein, daß Sie das Fingertor unterschiedlich scharf wahrnehmen, daß ein Finger deutlicher erscheint als der andere. Dies bedeutet, daß das Auge schräg gegenüber dem stärker erscheinenden Finger den größeren Teil des Sehens leistet. Wenn also Ihr rechter Finger deutlicher erscheint, leistet das linke Auge mehr und umgekehrt. Schließen Sie dann Ihre Augen, stellen Sie sich vor, daß Sie mit Ihrem Nasenstift beide Finger malen. Malen Sie beide gleichzeitig kräftig. Wenn Sie die Augen wieder öffnen und wieder die Kerze durch das Tor ansehen, hat sich die Stärke des anderen Fingers möglicherweise verändert.

Machen Sie eine kurze Pause und versuchen Sie die Übung noch einmal. Spielen Sie mit dem Blickwechsel vom Finger zur Kerze und wieder zurück und lassen Sie dann den Blick dort ruhen, wo es Ihnen angenehmer ist.

Wenn Sie keine Kerze zur Hand haben, nehmen Sie als entfernteren Gegenstand einfach eine Vase, eine Blume, ein Bild etc. oder den Zeigefinger Ihrer anderen Hand.

Diese und auch die anderen Fusionsübungen sind anstrengend für die Augen. Machen Sie sie nicht zu lange und denken Sie daran, hinterher zu palmieren und Ihre Augen wieder ausruhen zu lassen.

Übung Fingertor

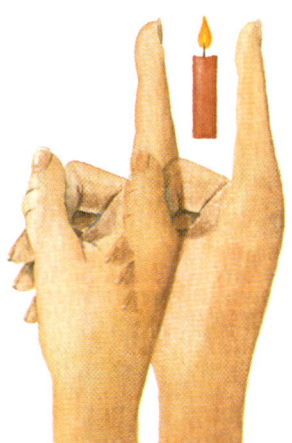
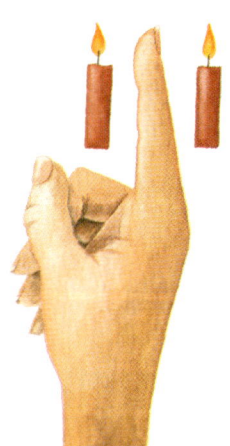

Perlenschnur

Nehmen Sie ein Stück Schnur (z.B. ein buntes Garn) von etwa 2 m Länge. Fädeln Sie darauf zunächst zwei gleichfarbige Holzperlen (später können Sie mehrere Holzperlen verschiedener Farben ausprobieren). Binden Sie das eine Ende der Schnur irgendwo fest (an einem Fenster- oder Türgriff, an einem Regal, etc.). Setzen Sie sich auf einen Stuhl davor und halten Sie das andere Ende in der Hand. Achten Sie darauf, daß Sie aufrecht sitzen, Rücken und Nacken ganz gerade. Die Schnur sollte angespannt sein. Schieben Sie eine Perle etwa 30 cm von sich weg. Die andere Perle weiter weg, bis fast zum anderen Ende der Schnur.

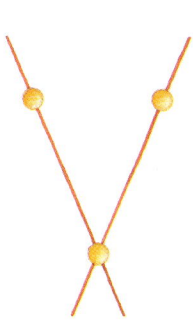

Richten Sie nun den Blick auf die vordere Perle.
Sieht die Schnur mit der Perle so aus?

Dann richten Sie den Blick auf die hintere Perle.
Sieht es jetzt so aus?

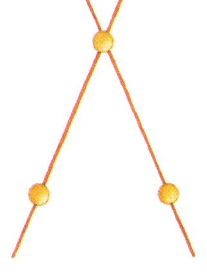

Sie werden feststellen, daß Sie immer dort ein Kreuz sehen, worauf Sie Ihren Blick richten. Wenn Sie auf die vordere Perle schauen, sieht es aus wie ein V, wenn Sie dagegen auf die hintere Perle schauen, eher wie ein A oder wie eine Straße, die von Ihnen weg verläuft. Wenn all dies nicht der Fall ist, ruht Ihr Blick an einer anderen Stelle. Entspannen Sie sich, schließen Sie kurz die Augen, und versuchen Sie es noch einmal.

Spielen Sie eine Weile mit der Perlenschnur, verschieben Sie die vordere Perle und damit das Kreuz. Lassen Sie den Blick von der vorderen zur hinteren Perle und zurück wandern. Verschieben Sie somit das Kreuz einfach mit Ihrem Blick. Wenn dies gut klappt, probieren Sie es einmal mit mehreren Perlen. Machen Sie zwischendurch immer wieder eine kurze Pause und palmieren Sie hinterher.

Wenn Sie das Fingertor sehen können und das Kreuz auf der Perlenschnur wahrnehmen können, bedeutet dies, daß Ihre Augen gleichzeitig schauen. Nun gibt es noch eine Verfeinerung der Fusion für »Fortgeschrittene«.

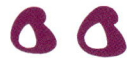 ### Verschmelzende Bilder

Halten Sie die Seite mit dem roten und blauen Punkt etwa 30 cm oder mehr vor sich hin, legen oder stellen Sie sie auf den Tisch vor sich. Halten Sie die Seite in einer Entfernung, in der Sie die Punkte gut sehen können (sie müssen allerdings nicht ganz scharf sein). Richten Sie nun Ihre Aufmerksamkeit auf eine Stelle hinter dem Buch (also auf die Wand, den Boden oder irgendwo im leeren Raum), schauen Sie über den Rand des Buches hinweg oder durch sie hindurch, so daß Sie die Punkte aber trotzdem noch wahrnehmen können. (Manchen Menschen fällt es leichter, auf einen Punkt vor der Karte zu schauen. Probieren Sie es aus. Dies ist allerdings anstrengender für die Augen.) Irgendwann wird in der Mitte ein dritter Kreis erscheinen, wobei der mittlere eine Mischung aus rot und blau ist, vielleicht blauviolett oder braun. Vielleicht ist dieser Kreis größer oder kleiner als die anderen beiden (je nachdem, ob Sie hinter oder vor die Karte schauen) und schwebt dreidimensional in der Luft. Wenn Sie in Gedanken oder auch hörbar »blau« vor sich hin sagen, wird der Kreis blau, wenn Sie »rot« sagen oder denken, wird der Kreis rot. Das Sehen findet im Gehirn statt, und Farbe gibt es nur in Ihrem Geist.

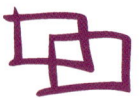 ### Verschmelzende Bilder/Variante

Anstelle der Kreise können Sie auch zwei gleiche Briefmarken auf eine Karte oder ein weißes Blatt kleben. Verwenden Sie dazu große und bunte Marken mit einem Bild, das Ihnen gefällt. Fusionieren Sie und sehen Sie in der Mitte eine noch buntere und plastischere Marke.

Bei folgendem Bild fusionieren Sie wieder. Versuchen Sie, ob Sie es schaffen, die Maus in den Käfig zu bringen.

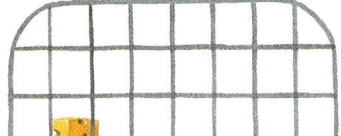
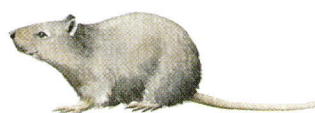

Fusionsübung:
Bringen Sie die
Maus in den Käfig.

Eine weitere fortgeschrittene Stufe der Fusion ist das Betrachten von 3-D-Bildern (siehe Seite 78). Diese Bilder, vorausgesetzt das »magische Sehen« wird beherrscht, bereiten Freude und einen außerordentlichen Sehgenuß.

Auch hier ist es erforderlich, ganz entspannt und mit weichem Blick zu schauen. Halten Sie das Bild zuerst direkt vor die Nase. Schauen Sie wie bei den Punkten durch das Bild hindurch. Bewegen Sie dann langsam das Bild bis zu einem Abstand von etwa 30 cm oder weiter von sich weg und halten Sie den weichen Blick durch das Bild hindurch bei. Lassen Sie langsam und allmählich geschehen, wie sich plastische Formen und ganz unerwartete Dinge aus diesem Bild heraus entwickeln.

Klappt es noch nicht? Dann trainieren Sie noch eine Weile mit den Fusionsübungen (diese sind Vorbereitungen für das 3-D-Sehen) und probieren Sie es später noch einmal.

Für wen sind diese Übungen geeignet?
Die Fusionsübungen sind besonders gedacht für Menschen, die schielen, doppelt sehen, unterschiedliche Sehstärken auf beiden Augen haben, Probleme mit dem dreidimensionalen Sehen haben, oder bei denen nur ein Auge die Sehleistung übernimmt. Auch wer viel am Bildschirm arbeitet, kann mit dem Fusionieren sein Sehen entspannen und stärken und das dreidimensionale Sehen trainieren.

Fusionsübungen entspannen die Augen nach anstrengender Bildschirmarbeit.

Wirkungsweise
Bei der Fusion wird die Blickrichtung beider Augen auf einen bestimmten Punkt ausgerichtet, so daß im Gehirn ein stereoskopischer Seheindruck ausgelöst wird, den das Gehirn dann als dreidimensionales Bild interpretieren kann. Wenn die Bilder beider Augen verschmelzen, erhalten Sie mehr Tiefenschärfe, mehr Farbe und Klarheit. Wer mit beiden Augen unterschiedlich sieht (Schielen), kann die Augen trainieren, gleichzeitig zu schauen.

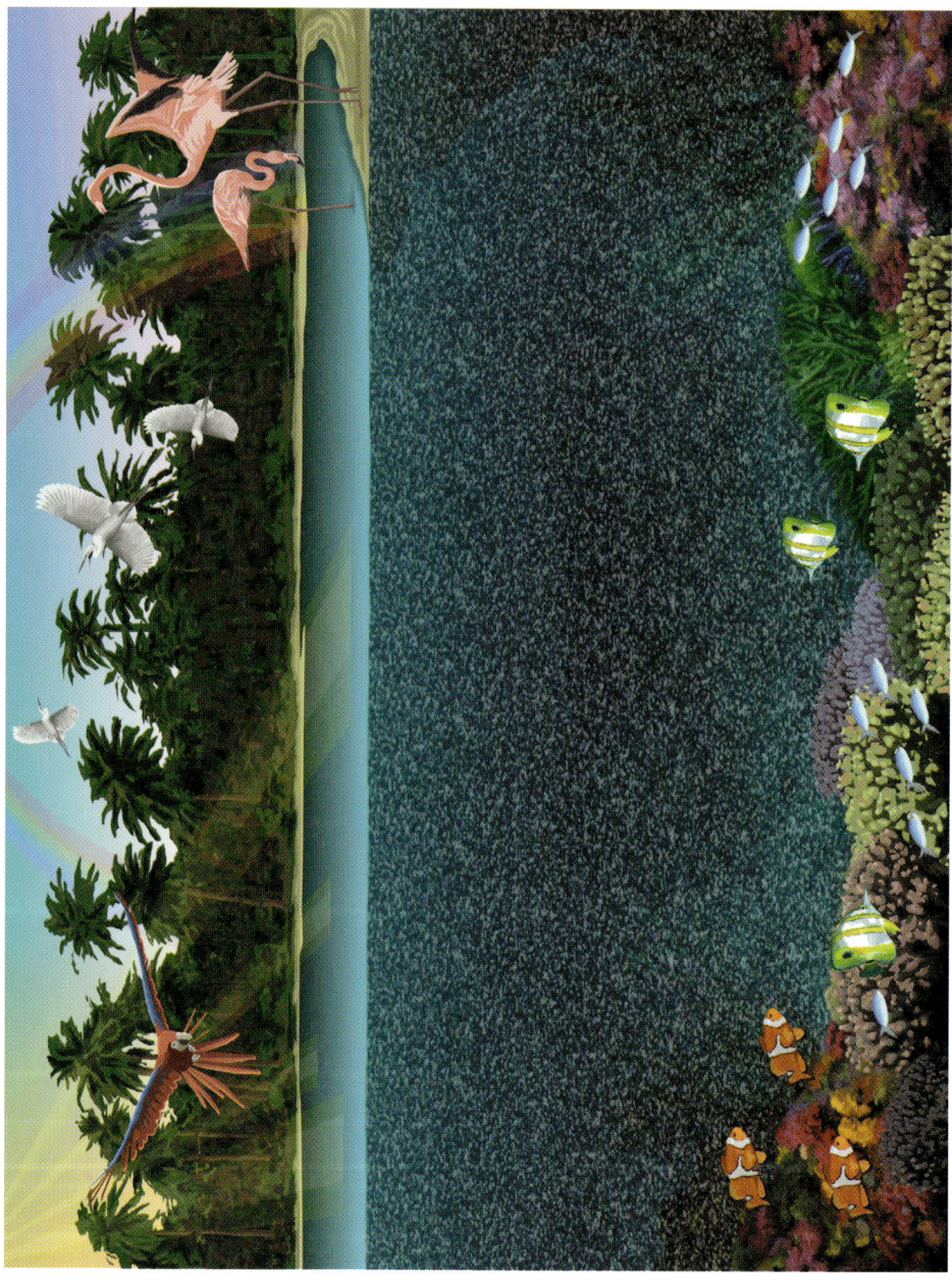

Tips für den Alltag Wenn Sie in Ihrem täglichen Leben viel lesen, schreiben oder am Bildschirm arbeiten (also viel auf zweidimensionale Flächen schauen), ist es besonders wichtig, immer mal wieder inne zu halten und ein paar Fusionsübungen zu machen.

Schauen Sie Ihren Bildschirm einmal durch das Fingertor an oder verdoppeln Sie ihn, wenn Sie auf den Finger schauen. Allein dadurch wird Ihr Sehen schon dreidimensional.

Befestigen Sie Ihre Perlenschnur an einer Stelle, an der Sie viel sitzen oder immer wieder vorbeikommen, und lassen Sie Ihren Blick ein paarmal auf der Perlenschnur hin und her gleiten.

Sonnen- und Lichtbaden

Vorbereitung zum Üben Am besten ist es, diese Übung nicht bei intensivster Sonneneinstrahlung durchzuführen – im Sommer also vor 11.00 Uhr und nach 15.00 Uhr, wenn die Sonne etwas tiefer steht. Schauen Sie auch niemals mit geöffneten Augen in die Sonne – dies kann zu irreversiblen Schädigungen auf der Netzhaut führen. Falls am Anfang sogar diese Sonneneinstrahlung zu intensiv für Sie ist, wenden Sie Ihr Gesicht nur dem Himmel, nicht direkt der Sonne zu, oder gehen Sie in den Halbschatten. Sie können die Übung auch bei bedecktem Himmel durchführen – dabei ist sie zwar nicht so effektiv, aber Sie werden trotzdem den Stand der Sonne wahrnehmen. In den Wintermonaten, wenn die Sonne nur wenig scheint, können Sie ersatzweise als Lichtquelle eine normale Glühbirne verwenden (etwa 100 bis 150 Watt). Auch hier gilt: Niemals direkt ins Licht schauen. Die Lichtquelle sollte so weit von Ihnen entfernt sein, daß Sie die Wärme und das Licht auf Ihren geschlossenen Augenlidern wahrnehmen können und als angenehm empfinden.

Schauen Sie niemals direkt in die Sonne.

Durchführung der Übung Setzen, stellen oder legen Sie sich bequem in die Sonne. Achten Sie darauf, daß Ihr Körper aufrecht und gerade ist, so daß die Atmung frei fließen kann. Wie bereits gesagt, halten Sie die Augen geschlossen. Spüren Sie nun auf Ihrem Gesicht, auf Ihrer Haut, auf den geschlossenen Augenlidern die Wärme der Sonne. Nehmen Sie das

Licht und die Helligkeit wahr. Stellen Sie sich nun vor, daß das Sonnenlicht durch Ihre geschlossenen Augenlider, durch die Hornhaut, die Linse, den Glaskörper hindurch auf den Augenhintergrund, auf die Netzhaut fällt und die dort befindlichen Millionen von Sehzellen anregt.

Sol – öffne die Augen und du siehst das Licht. Luna – schließe die Augen und das Licht ist bei dir.
Marino Lazzeroni

Bewegen Sie nun den Kopf entgegen dem Uhrzeigersinn (wieder um die rechte Gehirnhälfte und die bildliche Wahrnehmung anzuregen), kreisen Sie um die Sonne – mit Ihrem imaginären Stift auf der Nase. Stellen Sie sich vor, wie dabei alle Sehzellen auf der Netzhaut von den Sonnenstrahlen erreicht werden. An einer bestimmten Stelle in der Mitte der Netzhaut befindet sich die Macula mit den Zapfen, die für das Farbensehen zuständig sind. Richten Sie nun Ihre Aufmerksamkeit auf Ihre Farbwahrnehmung. Vielleicht erscheint jetzt eine Farbe hinter Ihren geschlossenen Augenlidern? Vielleicht nehmen Sie eine bestimmte Farbe wahr? Wenn Sie nur den Schimmer einer Farbe oder noch gar nichts wahrnehmen, sagen Sie sich in Gedanken einfach eine bestimmte Farbe vor, z.B. Rot.

Stellen Sie sich nun die ganze Umgebung, in der Sie sich befinden, in dieser Farbe vor: die Parkbank, das Gras, die Steine auf dem Weg, die Büsche und Bäume etc. Dann betrachten Sie die ganze Landschaft nochmals und lassen dieses rote Bild ganz intensiv werden. Umwandern Sie noch einmal die Sonne, malen Sie sie aus. Nehmen Sie dann dieses intensive rote Licht richtig in sich auf, lassen Sie es über Ihre Augen, über Ihre Atmung in Ihren Körper strömen, lassen Sie sich ganz angefüllt sein von diesem roten Licht. Stellen Sie sich vor, daß diese Farbe Ihnen in diesem Moment guttut. Wenn Sie die Übung ein anderes Mal durchführen, kann es eine andere Farbe sein.

Wenn Sie richtig angefüllt sind von Farbe und Licht, senken Sie langsam Ihren Kopf, drehen sich etwas weg von der Sonne und öffnen langsam Ihre Augen.

Was fällt Ihnen auf? Schauen Sie sich um! Vielleicht sind die Farben intensiver geworden? Vielleicht nehmen Sie Umrisse und Strukturen deutlicher wahr? Vielleicht sehen Sie überhaupt klarer? Sticht Ihnen eine Farbe besonders in die Augen? Ist es Rot? Alles, was Sie wahrnehmen, ist so! Glauben Sie es!

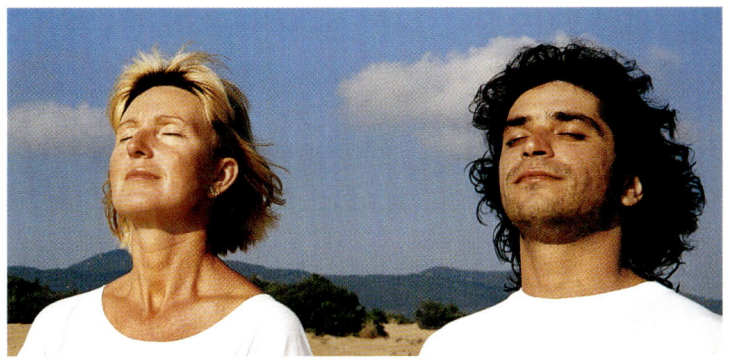

Nehmen Sie die Kraft der Sonne in sich auf.

Für wen ist diese Übung geeignet? Das Sonnenbaden ist eine Übung, die Sie nach jeder anderen Augenübung anwenden können, um Ihre Augen zu entspannen. Sie eignet sich bei Kurzsichtigkeit, Weitsichtigkeit, Netzhautproblemen, Altersweitsichtigkeit, Astigmatismus, Lichtempfindlichkeit und zur allgemeinen Pflege der Sehkraft.

Wirkungsweise Das Sonnenlicht kräftigt jeden Teil Ihrer Netzhaut, und die Sehzellen werden aktiviert. Wenn die Sonnenstrahlen durch die Augenlider gefiltert auf die Macula und die Zapfen fallen, wird das Farbensehen angeregt; das Sehen wird insgesamt klarer, Umrisse werden deutlicher und schärfer, Lichtempfindlichkeit wird abgebaut. Durch mehr Helligkeit werden Kontraste stärker wahrgenommen, was für das Lesen von großer Bedeutung ist. Klarheit, Glanz und Leuchtkraft kehren in Ihre Augen zurück. Die Augen und der ganze Körper entspannen sich durch die Wärme der Sonne.

Tips für den Alltag Nutzen Sie Pausen während Ihrer Arbeitszeit, oder wenn es vorher nicht geht, den Feierabend, um wenigstens für eine Weile nach draußen zu gehen, vielleicht sich kurz in der Sonne zu entspannen (5 bis 10 Minuten Sonnenbaden genügen). Falls die Sonne nicht scheint, geben Sie sich mit dem bedeckten Himmel zufrieden. Der amerikanische Augenarzt Dr. Jacob Liberman empfiehlt, sich täglich mindestens 1 Stunde im Freien aufzuhalten, alle für draußen geeigneten Tätigkeiten auch dort auszuführen, selbst wenn die Sonne nicht scheint.

Wie bereits ausgeführt, ist es natürlich schädlich, sich stundenlang der prallen Sonne auszusetzen; aber ein paar Minuten Sonne und Licht getankt, und wir fühlen uns wieder gestärkt und mit Energie aufgeladen für die vielen Anforderungen des Alltags.

Lichtblitzen

Nehmen Sie wieder die gleiche entspannte Körperhaltung ein wie beim Sonnenbaden. Das Gesicht ist der Sonne zugewandt. Die Augen sind die ganze Zeit geschlossen.

Halten Sie nun Ihre beiden Hände mit weit gespreizten Fingern übereinander vor Ihren geschlossenen Augen. Fächern Sie mit den Händen auf und ab. Nehmen Sie Schatten wahr? Hell und Dunkel? Nach einer Weile werden Farbenspiele auftauchen, Wechsel von einer Farbe zur anderen, vielleicht wird eine Farbe ganz intensiv und leuchtet wie ein Leuchtfarbstift? Lassen Sie dieses Farbenspiel einfach zu und genießen Sie es.

Vorsicht

Diese Übung sollte nicht von Epileptikern durchgeführt werden. Der extreme Wechsel zwischen Hell und Dunkel könnte einen Anfall auslösen.

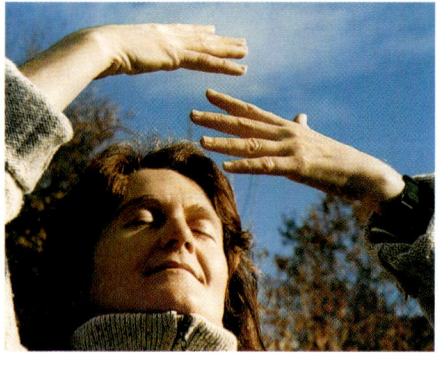

Für wen ist diese Übung geeignet?
Siehe unter Sonnenbaden, Seite 81.

Wirkungsweise Die Wirkungsweise ist ähnlich wie beim Sonnenbaden, d.h., das Sonnenlicht kräftigt die Netzhaut und aktiviert die Sehzellen. Das Lichtblitzen ist geeignet, eine noch intensivere Farbwahrnehmung zu trainieren.

Weißmalen

Nun wollen wir uns dem besseren Sehen beim Lesen zuwenden. Früher haben wir gelernt, dabei auf eine (meist) schwarze Schrift zu schauen. Schwarz schluckt jedoch das

Licht, während Weiß das Licht reflektiert. Unser Sehen wird überhaupt durch Licht aktiviert. Die schwarzen Buchstaben erkennen wir nur, indem wir die weißen Flächen drumherum wahrnehmen. Außerdem ist es beim Sehen oft so, daß gerade das deutlich und scharf wird, was wir nicht bewußt anschauen oder anstarren. Je mehr wir uns bemühen, etwas zu erkennen, um so verspannter werden wir und um so verschwommener wird das Sehen. Wir wollen nun unsere Aufmerksamkeit anstatt auf die schwarzen Buchstaben auf die weißen Zwischenräume lenken.

Nehmen Sie zuerst ein weißes Blatt Papier (ohne Aufschrift oder Linien). Betrachten Sie die weiße Fläche mit weichem Blick. Sehen Sie, wie weiß die Fläche im Vergleich zum Hintergrund, z.B. zum Boden oder anderen Gegenständen im Raum, ist?

Bewegen Sie nun den Kopf von links nach rechts und wieder zurück. Malen Sie mit Ihrem Stift auf der Nase die Kante des Blattes mit weißer Farbe noch intensiver weiß. Erscheint nun der Rand des Blattes noch weißer? Leuchtet er richtig im Vergleich zum restlichen Blatt und zum Hintergrund?

Nehmen Sie Ihre Lesekarte zur Hand (Weitsichtige die Tafel auf Seite 85, Kurzsichtige die Tafel auf Seite 86). Stellen Sie diese in eine Entfernung, in der Sie den mittleren Bereich noch erkennen, aber nicht mehr scharf sehen können. Malen Sie nun wieder mit Ihrem Stift auf der Nase die Kanten der Karte nach. Stellen Sie sich die weiß-glänzendste Farbe vor, die es im Farbengeschäft zu kaufen gibt. Sie können in der Vorstellung auch mit einem dicken weißen Pinsel malen, den Sie immer wieder in den Farbtopf eintauchen. Malen Sie die Kanten, bis Sie beginnen, einen leuchtenden Schimmer am Rand der Karte wahrzunehmen.

Umwandern Sie nun einzelne Buchstaben (zuerst Buchstaben mit runden Formen, z.B. o oder a). Malen Sie um die Buchstaben herum weiße Farbe, malen Sie diese innen aus. Malen Sie ganz locker darüber. Versuchen Sie, den Buchstaben zu überpinseln. Dieser ist aber ganz hartnäckig. Je mehr Sie versuchen, ihn zu überpinseln, um so deutlicher und schwärzer taucht er wieder auf.

Malen Sie nun weiße Farbe um ein ganzes Wort herum. Unterstreichen Sie eine Zeile und malen Sie mit Ihrem dicken weißen Pinsel immer wieder zwischen den Zeilen hin und her. Atmen Sie ganz entspannt dabei. Bemerken Sie einen weißen Glanz, einen weißen Lichthof um die Buchstaben, zwischen den Zeilen? Sehen Sie mehr Kontrast? Werden die Buchstaben schwärzer? Sehen Sie klarer? Können Sie vielleicht Dinge lesen, die Sie vorher nicht lesen konnten?

Lassen Sie sich nicht entmutigen, wenn nicht gleich etwas passiert, wenn Sie den weißen Glanz nicht wahrnehmen und nicht deutlicher sehen können. Entspannen Sie sich wieder, ruhen Sie sich aus, palmieren Sie. Eine gute Vorbereitung zum Weißmalen ist auch das Sonnen, weil wir damit viel Licht und Helligkeit in unseren Augen zulassen.

Für wen ist diese Übung geeignet? Mit dieser Übung lernen Sie, entspannter zu lesen. Weitsichtige und Altersweitsichtige können das Lesen in der Nähe und Kurzsichtige das Lesen in größerer Entfernung trainieren.

Die Übung »Weißmalen« hilft, entspannter zu lesen.

Wirkungsweise Durch die verstärkte Vorstellung von Weiß beginnen weiße Flächen und die Zwischenräume um die Buchstaben und zwischen den Zeilen »aufzuleuchten«. Dadurch erhöht sich der Kontrast zwischen Schwarz und Weiß, und die schwarzen Buchstaben werden deutlicher. Indem wir die Zwischenräume anschauen, »starren wir nicht mehr auf die Buchstaben und Worte und lassen es somit zu, daß sie uns wie von selbst »in die Augen springen«. Das Lesen kann in einer Entfernung geschehen, in der es vorher nicht möglich war.

Tips für den Alltag Auch wenn das Weißmalen nicht auf Anhieb klappt: probieren Sie es immer wieder!
Bevor Sie Ihre Lesebrille herausnehmen (oder als Kurzsichtige versuchen, etwas in der Ferne zu lesen), entspannen Sie sich ein wenig, stellen Sie sich ein paar leuchtend weiße Dinge vor (ein Schneefeld, eine weiße Blume, ein Segelschiff), schauen Sie auf ein weißes Blatt, und malen Sie mit dicker weißer Farbe zwischen den Buchstaben und Zeilen. Vielleicht sehen Sie den Glanz und das Geschriebene deutlicher als zuvor.

(1) Gehe ruhig & gelassen durch
(2) Lärm und Hast & sei des Friedens
eingedenk, den die Stille bergen kann.
(3) Stehe soweit ohne Selbstaufgabe möglich
in freundlicher Beziehung zu allen Menschen.
(4) Äußere deine Wahrheit ruhig & klar und höre
anderen zu, auch den Geistlosen & Unwissenden;
auch sie haben ihre Geschichte.
(5) Meide laute & aggressive Menschen, sie sind eine
Qual für den Geist.
(6) Wenn du dich mit anderen vergleichst, könntest du
bitter werden & dir nichtig vorkommen; denn immer wird
es jemanden geben, größer oder geringer als du.
(7) Freue dich deiner eigenen Leistungen wie auch deiner Pläne.
Bleibe weiter an deiner eigenen Laufbahn interessiert, wie beschei-
den auch immer.
(8) Sie ist ein echter Besitz im wechselnden Glück der Zeiten. In deinen
geschäftlichen Angelegenheiten laß Vorsicht walten; denn die Welt ist voller
Betrug. Aber dies soll dich nicht blind machen gegen gleichermaßen vorhan-
dene Rechtschaffenheit. Viele Menschen ringen um hohe Ideale; und überall
ist das Leben voller Heldentum.
(9) Sei du selbst, vor allen Dingen heuchle keine Zuneigung. Noch sei zynisch was die
Liebe betrifft; denn auch im Angesicht aller Dürre und Enttäuschung ist sie doch
immerwährend wie das Gras.
(10) Ertrage freundlich-gelassen den Ratschluß der Jahre, gib die Dinge der Jugend mit Grazie auf.
Stärke die Kraft des Geistes, damit sie dich in plötzlich hereinbrechendem Unglück schütze. Aber
beunruhige dich nicht mit Einbildungen. Viele Befürchtungen sind Folge von Erschöpfung & Einsamkeit.
Bei einem heilsamen Maß an Selbstdisziplin sei gut zu dir selbst.
(11) Du bist ein Kind des Universums, nicht weniger als die Bäume & die Sterne; du hast ein Recht, hier zu sein. Uns ob es dir
nun bewußt ist oder nicht: Zweifellos entfaltet sich das Universum wie vorgesehen. Darum lebe in Frieden mit Gott, was für
eine Vorstellung du auch von Ihm hast und was immer dein Mühen & Sehnen ist. In der lärmenden Wirrnis des Lebens erhalte
dir den Frieden mit deiner Seele.
Trotz all ihrem Schein, der Plackerei & den zerbrochenen Träumen ist diese Welt doch wunderschön. Sei vorsichtig. Strebe danach, glücklich zu sein. (Aus der alten St. Paul's Kirche, Baltimore, von 1692.)

KLAR SEHEN

ENTSPANNUNG

BEWEGUNG

FARBE

LICHT

AUGE

SONNE

Große und kleine Zeichen

Das Gedächtnis ist eine große Hilfe für das Sehen. Was wir schon kennen, Dinge, an die wir uns erinnern, die uns bekannt und vertraut sind, können wir viel klarer sehen als etwas Unbekanntes.

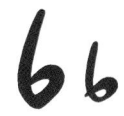

Um das Sehen mit Erinnerungsbildern zu trainieren, kopieren Sie sich die beiden Tafeln mit den Zahlen und Buchstaben (siehe Seite 88) auf zwei verschiedene Blätter. Hängen Sie die Tafel mit den großen Zeichen an die Wand. Die andere Tafel mit den kleineren Zeichen halten Sie in der Hand. Je nachdem, ob sie kurz- oder weitsichtig sind, können Sie hiermit Ihr Sehen in der Ferne oder in der Nähe trainieren.

Wenn sie z.B. kurzsichtig sind, hängen Sie die Tafel mit den großen Zeichen in einer Entfernung an die Wand, in der Sie die Zeichen noch erkennen, aber nicht mehr scharf sehen. Die kleinen Zeichen auf dem Blatt in der Hand sollten Sie deutlich und scharf sehen. Blicken Sie nun auf ein Zeichen auf dem Blatt vor sich. Lassen Sie dann Ihren Blick auf das gleiche großgedruckte Zeichen an der Wand wandern. Betrachten Sie dieses kurz, schließen Sie die Augen und entspannen Sie sich. Öffnen Sie wieder die Augen, blicken Sie auf das Zeichen vor sich und lassen Sie wieder den Blick zu dem großen Zeichen an der Wand wandern. Atmen Sie aus, während Sie den Blick in die Ferne gleiten lassen. Erinnern Sie sich an den Nah-Fern-Schwung. Auch da haben Sie mit der Blickrichtung nach draußen ausgeatmet. Ziehen Sie auch jetzt mit der Ausatmung, mit der Entspannung Ihr klares Sehen nach draußen. Schließen Sie wieder die Augen ganz locker. Entspannen Sie sich und atmen Sie tief. Ausatmen – entspannen! Lassen Sie so den Blick ein paarmal von dem kleineren zu dem großen Zeichen wandern. Gehen Sie dann zu einem anderen Zeichen über und lassen Sie den Blick in die Ferne wandern.

> Dinge, die wir bereits im Gedächtnis gespeichert haben, können wir viel klarer sehen.

Wenn Sie weitsichtig sind, verfahren Sie genau umgekehrt. Hängen Sie die Tafel mit den großen Zeichen so an die Wand, daß sie diese deutlich und klar sehen können. Halten Sie das Blatt mit den kleinen Zeichen so nah, daß sie bereits beginnen, zu verschwimmen. Lassen Sie dann den Blick von einem

SGO6JUP
DR3MQ8
C9AY2D0

✂ -

SGO6JUP
DR3MQ8
C9AY2D0

Zeichen an der Wand zum gleichen Zeichen auf dem Blatt in Ihrer Hand wandern. Atmen Sie dabei aus. Blicken Sie das Zeichen kurz an. Schließen Sie die Augen und entspannen Sie ein paar Sekunden und stellen Sie sich das Zeichen vor. Verfahren Sie so ein paarmal, bevor Sie zum nächsten Zeichen übergehen.

Für wen ist diese Übung geeignet? Diese Übung ist für Kurzsichtige und Weitsichtige gedacht, um das Lesen in einer Entfernung zu trainieren, in der es normalerweise verschwommen ist.

Wirkungsweise Mit den kleinen und großen Zahlen trainieren Sie Ihr Sehen in der Erinnerung. Mit diesen einfachen Zahlen brauchen Sie Ihr Gedächtnis nicht zu strapazieren. Durch das Sehen in der Erinnerung – und wenn Sie ganz locker damit »spielen« – passiert das Sehen wie von selbst, und Buchstaben und Zahlen werden ganz klar.

Tips für den Alltag Sie können sich z.B. über Ihren Arbeitsplatz einen Kalender hängen. Kopieren Sie die Zahlen kleiner auf ein Blatt, das Sie vor sich auf Ihren Schreibtisch legen können. Lassen Sie dann Ihren Blick in der angegebenen Weise zwischen den Zahlen wandern.

Posaunen

Auch mit dieser Übung trainieren Sie Ihre Akkomodationsfähigkeit. Die Bewegung der Hände ähnelt dabei dem Posaunespielen.

Setzen Sie sich aufrecht und bequem hin, so daß die Atmung gut fließen kann. Bedecken Sie das linke Auge mit der linken hohlen Handfläche. Die Hand soll locker und rund wie eine Kuppel sein, das Auge bleibt geöffnet. Schauen Sie nun mit dem rechten Auge auf eine Handlinie oder einen Ring auf Ihrer Handinnenfläche. Bewegen Sie dann die rechte Hand abwechselnd schneller und wieder langsamer zu Ihrem Auge hin und wieder weg. Die Bewegung sollte etwas schräg von Ihrem Auge zu einer gedachten Linie zu Ihrer Körpermitte vom Körper weg verlaufen, um nicht die Blickrichtung

Ihrer Augen zu verändern. Bemühen Sie sich nicht, scharf zu sehen. Bewegen Sie Ihre Hand locker, ohne darüber nachzudenken. Anstelle der Hand können Sie auch eine bunte Postkarte oder eine Spielkarte verwenden.

Posaunen Sie eine Weile ganz locker und entspannt. Wenn Sie dann die Hand von Ihrem abgedeckten Auge nehmen, spüren Sie wahrscheinlich einen deutlichen Unterschied zwischen Ihren Augen. Nehmen Sie die Unterschiede wahr, bewerten Sie nicht. Bedecken Sie dann das rechte Auge und posaunen Sie mit der rechten Hand.

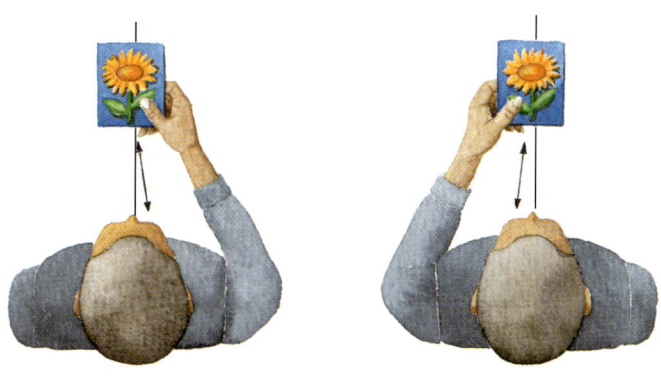

Variante für schielende Augen Beim Posaunen zur Stärkung der Akkommodationsfähigkeit führen wir die Bewegung schräg aus, um die Blickrichtung der Augen beizubehalten. Wenn Sie schielen, können Sie mit dem Posaunen die Blickrichtung verändern.

Verwenden Sie dazu eine Karte mit einem Aufkleber, eine Postkarte oder eine Spielkarte. Führen Sie die Bewegung aus wie in der Darstellung angegeben und lockern Sie das wandernde Auge in die gewünschte Richtung. Dadurch entspannen Sie die verkrampften Muskeln und helfen dem schielenden Auge, diese Muskeln zu kontrollieren.

Für wen ist diese Übung geeignet? Diese Übung ist besonders für Altersweitsichtige gedacht, um die Beweglichkeit der Linse zu erhalten und zu trainieren und um die Ziliar-

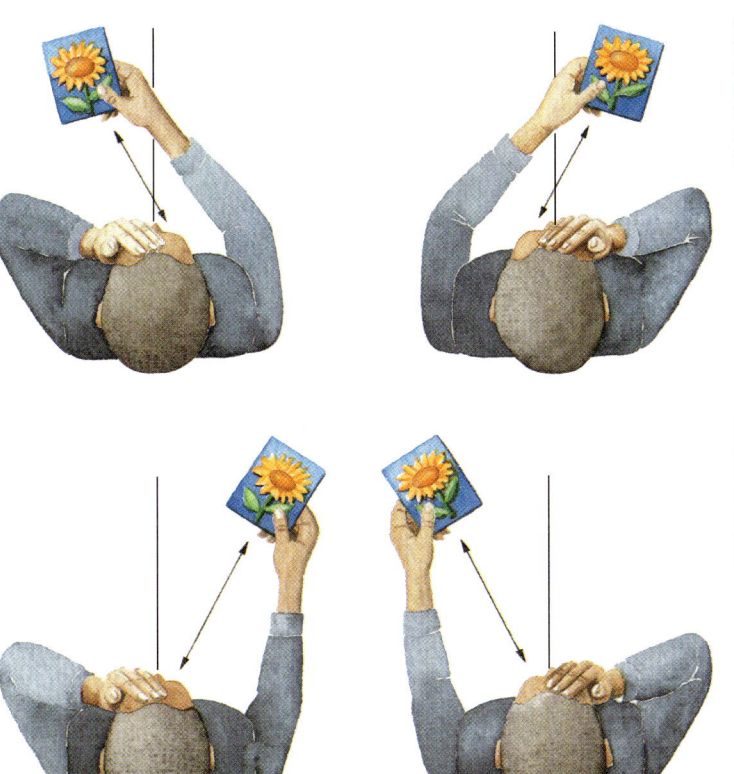

Nach innen schielende Augen werden nach außen »gezogen«.

muskeln zu lockern und zu entspannen. Aber auch für Kurzsichtige und Weitsichtige liefert sie einen wichtigen Beitrag zur Akkommodation. Menschen, die schielen, können damit Ihre verspannten Augenmuskeln lokkern und die Blickrichtung verändern.

Wirkungsweise Mit dieser Übung halten Sie Ihre Augenlinse flexibel und beweglich. Die Ziliarmuskeln, die die Augenlinse bewegen, werden trainiert. Durch die Beweglichkeit der Linse erhöhen Sie Ihre Akkommodationsfähigkeit, d.h. die Veränderung des Brennpunktes der Augen von nah nach fern und umgekehrt.

Tips für den Alltag Der Tag mit dem besseren Sehen kann schon morgens beginnen. Posaunen Sie doch einmal mit

Ihrer Zahnbürste oder mit einer Postkarte, die Sie im Brief-
kasten vorfinden. Wenn Ihr Sehen am Arbeitsplatz ver-
schwimmt, wenn Sie feststellen, daß das Sehen beim Lesen
nachläßt, nehmen Sie einen Gegenstand von Ihrem Schreibtisch, z.B. ein Lineal, und posaunen Sie kurz damit.

Fokussieren

Viele Fehlsichtige glauben, sie könnten das ganze Sehfeld auf
einmal scharf sehen, ohne ihre Augen auf ein bestimmtes Detail einzustellen. So aber funktioniert das Sehen nicht. Wir
sehen immer nur an einer bestimmten Stelle scharf. Im Auge
findet dies in der Fovea centralis statt. Alles andere, was wir
wahrnehmen, ist mehr oder weniger unscharf. Zum Rande
der Netzhaut hin wird es immer unschärfer. Mit dieser einfachen Übung, die Sie überall unbemerkt durchführen können,
haben Sie die Möglichkeit, das Einstellen auf Details zu trainieren.

Das Auge sieht nur an einer bestimmten Stelle scharf.

Beginnen Sie damit, daß Sie Ihre zwei ausgestreckten Daumen vor sich hin halten, in einer Entfernung, in der Sie die
Daumen gut und scharf sehen können. Richten Sie nun den
Blick auf Ihren linken Daumen. Nehmen Sie wahr, daß Sie
den rechten Daumen trotzdem sehen, nur nicht ganz so
scharf wie den linken. Nehmen Sie nun auch die ganze Umgebung wahr. Richten Sie ganz bewußt Ihre Aufmerksamkeit
auf die Umgebung. Nehmen Sie Bewegungen wahr und alles,
was in Ihrem ganzen Gesichtsfeld ist. Ihr Blick ruht dabei
immer noch auf Ihrem linken Daumen, der nun den Fokus
Ihres Sehens darstellt. Konzentrieren Sie sich auf eine bestimmte Stelle auf Ihrem Daumen, z.B. auf Ihren Daumennagel. Umwandern Sie den Daumennagel mit Ihrem Nasenstift,
halten Sie Ihren Kopf und das ganze Sehsystem in Bewegung.
Fixieren Sie mit Ihrem Blick nun eine winzige Stelle Ihres
Daumennagels, d.h., Sie lassen den Blick ganz entspannt auf
dieser Stelle ruhen. Umwandern Sie diese Stelle, nehmen Sie
den Rest des Daumennagels wahr, den ganzen Daumen, den
anderen Daumen, Ihre Hände und die ganze Umgebung. All
dies liegt an der Peripherie Ihres Sehens und ist unscharf. Nur
diese kleine Stelle auf Ihrem Daumennagel liegt im Zentrum

Ihres Sehens, bildet den Fokus und ist scharf. Diese fixieren und umwandern Sie mit Ihrem Nasenstift. Atmen Sie ganz ruhig und entspannt dabei. Verwechseln Sie »fixieren« nicht mit »starren«. Beim »Fixieren« sind Sie im Gegensatz zum Starren in Bewegung, Sie atmen tief und nehmen gleichzeitig die Umgebung wahr.

Gehen Sie später dazu über, einen Gegenstand in Ihr zentrales Sehen zu rücken, der außerhalb Ihres Schärfebereichs liegt. Schauen Sie z.B. auf einen Baum, dessen Blätter Sie nur noch unscharf erkennen können. Richten Sie dann Ihre Aufmerksamkeit auf ein Blatt, umwandern Sie es mit dem Nasenstift. Schließen Sie dann Ihre Augen, umwandern Sie es weiter und stellen Sie es sich ganz deutlich und scharf vor. Vielleicht ist es etwas klarer geworden als vorher. Lassen Sie dann Ihren Blick weiterwandern. »Springen« Sie von einem Blatt zum anderen.

Für wen ist diese Übung geeignet? Diese Übung eignet sich für Kurzsichtige, Weitsichtige, Altersweitsichtige, bei Astigmatismus, Schielen und für alle Menschen, die ihr zentrales Sehen trainieren wollen.

Wirkungsweise Wenn Sie lernen, Ihren Blick auf die Fovea centralis zu zentrieren, zu fixieren, wird der höchste Grad an scharfem Sehen möglich.

Tips für den Alltag Das »Fixieren« oder »Zentralisieren« kann überall in Ihrem täglichen Leben geschehen. Sie führen eine Augenübung durch, ohne daß jemand etwas davon bemerkt. Machen Sie einfach eine kurze »Denkpause« während Ihrer Tätigkeit und »spielen« Sie in dieser Zeit mit Ihren Augen. Dazu brauchen Sie Ihren Daumen jetzt gar nicht mehr. Richten Sie einfach Ihre Aufmerksamkeit auf eine kleine Stelle (beginnen Sie in einer Entfernung, in der Ihnen das Sehen am leichtesten fällt), während Sie das Umfeld ebenso, aber verschwommen sehen. Schauen Sie z.B. auf eine grüne Pflanze oder eine Blume auf Ihrem Schreibtisch. Lassen Sie den zentralen Punkt Ihres Sehens von einem Blatt oder Blütenblatt zum nächsten wandern. Nur dieses eine Blatt ist dann scharf.

Fixieren heißt nicht »Starren«, denn Sie sind hierbei in Bewegung.

Übungen zu Fokussieren können Sie überall unbemerkt ausführen.

Blitzen

»Blitzen« steigert die Beweglichkeit des Sehens und die Wahrnehmungsfähigkeit. Es eignet sich gut z.B. nach dem Fokussieren, weil wir hier, anstatt den Blick auf etwas zu fixieren, ganz »unbewußt« aufnehmen, was uns gerade so ins Auge fällt.

Sitzen oder stehen Sie, wo Sie gerade sind. Schauen Sie geradeaus. Schließen Sie dann Ihre Augen, lockern den Kopf und die Schultern ein wenig, drehen sich evtl. ein bißchen zur Seite. Dann öffnen Sie ganz kurz Ihre Augen und »blitzen« das Bild, das Sie sehen. Schließen Sie Ihre Augen wieder und stellen Sie sich vor, dieses »geblitzte« Bild wird nun auf eine Leinwand projiziert, auf Ihr Sehzentrum im Gehirn, wo Sie es ganz klar und deutlich sehen. Gehen Sie dann zu kleineren Dingen über. »Blitzen« Sie einzelne Gegenstände und projizieren Sie diese auf Ihre Leinwand.

Für wen ist diese Übung geeignet? Diese Übung ist besonders geeignet für Menschen, die die Tendenz haben, alles auf einmal scharf sehen zu wollen (Fehlsichtige) und die zum Starren neigen und Ihre Augen überanstrengen.

Wirkungsweise Das »Blitzen« fördert die Beweglichkeit des ganzen Sehsystems. Es trägt zur Steigerung der Wahrnehmungs- und Interpretationsfähigkeit beim Sehvorgang bei. Es steigert das Erinnerungsvermögen und die Vorstellungskraft.

Tips für den Alltag Wie das Fokussieren können Sie auch das »Blitzen« überall und ganz unbemerkt durchführen, wenn Sie es vorher ein paarmal geübt haben. Wenn Sie feststellen, daß Ihre Augen überanstrengt sind, immer auf die gleiche Entfernung während Ihrer Tätigkeit gerichtet sind und beginnen zu starren, drehen Sie Ihren Kopf oder den ganzen Körper nur ein wenig zur Seite und »blitzen« Sie ein paar angenehme Dinge, z.B. eine Blume, ein Bild etc.

Übungen für Astigmatismus

Mit diesen Symbolen können Sie selbst einen Test auf Astigmatismus durchführen, d.h., Sie können feststellen, ob Ihre Hornhaut ebenmäßig gewölbt ist oder nicht.

Schauen Sie nacheinander ohne Brille auf die vier Kreise. Alle Linien sind gleichmäßig schwarz und im gleichen Abstand zueinander. Wenn die Linien unterschiedlich erscheinen, d.h., wenn Sie sie nicht gleich schwarz sehen, ist die Krümmung Ihrer Hornhaut nicht optimal. Diese Unregelmäßigkeit der Krümmung verändert sich jedoch, sie kann sich auch wieder völlig ausgleichen. Führen Sie deshalb den Test öfter durch und stellen Sie die Veränderungen fest.

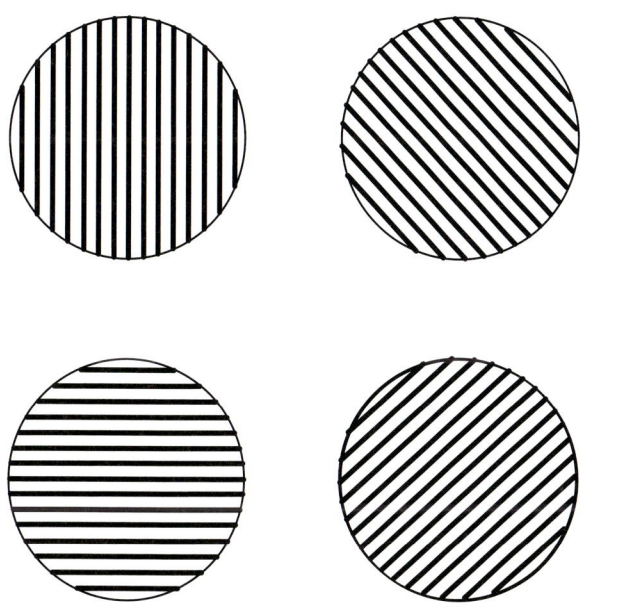

Test auf
Astigmatismus

Rad

Mit dem folgenden Symbol, dem Rad, können Sie ebenfalls Ihre Augen testen. Gleichzeitig können Sie damit üben und Ihren Astigmatismus »ausbügeln«.

Betrachten Sie die Speichen, die Linien des Rades. Schauen Sie ohne Brille und mit lockerem Blick darauf. Auch diese Linien sind alle gleich schwarz und die Abstände dazwischen gleich groß. Wenn Ihnen eine oder mehrere Linien undeutlicher oder weniger schwarz erscheint (z.B. grau oder beige), ist das ein Zeichen, daß Ihre Hornhaut an dieser Stelle nicht ebenmäßig gewölbt ist. Wenn Sie z.B. die waagrechte Linie undeutlicher sehen, liegt Ihr Astigmatismus auf dieser Linie.

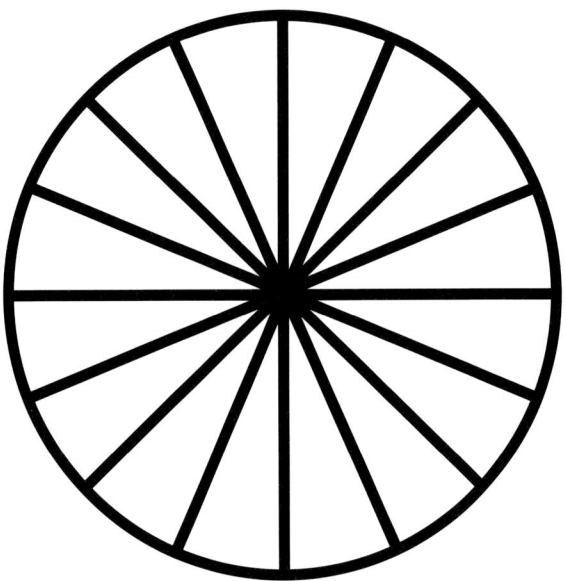

Wenn Sie zusätzlich dazu die folgenden Übungen durchführen, geben Sie Ihren Augen und Ihrer Hornhaut die Chance, sich wieder auszugleichen und die Unschärfe zu mildern. Setzen Sie sich bequem und aufrecht hin. Halten Sie die Tafel mit dem Rad in einer Entfernung vor sich, in der Sie es gut erkennen können. Umkreisen Sie mit Ihrem imaginären Nasenstift den Kreis, das Rad selbst. Führen Sie die Bewegung entgegen dem Uhrzeigersinn aus, um die rechte Gehirnhälfte zu stimulieren. Malen Sie einen ebenmäßigen runden Kreis. Lassen Sie viel Schwarz aus Ihrem Zauberstift fließen und malen Sie den Kreis ganz schwarz. Atmen Sie tief und intensiv dabei.

Anschließend malen Sie die waagrechte Linie öfters hin und her, dann die senkrechte und die verschiedenen diagonalen Linien. Sie können die Linien auch nacheinander nur vom Rand bis zur Mitte malen und wieder zurück.

Wenn die Linien an einer Stelle weniger schwarz erscheinen, schenken Sie diesen etwas mehr Aufmerksamkeit. Malen Sie mehrmals darüber und lassen Sie in der Vorstellung viel tiefschwarze Farbe aus Ihrem Malstift fließen. Schließen Sie Ihre Augen, malen Sie das ganze Rad und besonders diese Linien in der Erinnerung. Stellen Sie sich alle Linien gleich schwarz vor. Summen Sie dabei oder singen Sie in Gedanken vor sich hin: »schwarz, schwarz, schwarz.« Wenn Sie die Augen nach einer Weile wieder öffnen, sind die Linien vielleicht wirklich etwas schwärzer geworden.

Spirale

Malen Sie dann auf die gleiche Weise die Spirale. Verfolgen Sie die schwarze Linie vom Rand nach innen bis zum Zentrum. Machen Sie diese Bewegung ein paarmal mit Ihrem Stift auf der Nase und malen Sie die Linie ganz rund und tiefschwarz. Am Schluß verweilen Sie in der Mitte.

Stellen Sie sich Ihre Iris mit einer ebenmäßig gewölbten Hornhaut vor. Schließen Sie Ihre Augen und stellen Sie sich vor, wie Sie durch diese Iris und Ihre runde Hornhaut die Welt völlig klar sehen. Lassen Sie Bilder auftauchen und sehen Sie eine bunte Welt voller Schönheit und Klarheit.

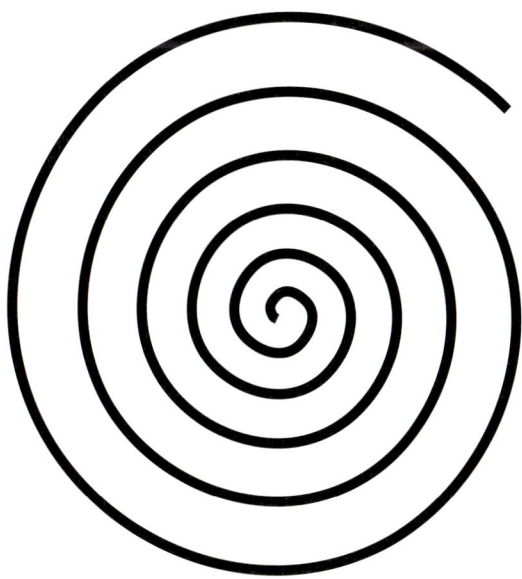

Mandala

Das Mandala ist ein Symbol aus verschiedenen Kulturkreisen, z.B. dem indischen, tibetischen und indianischen. Es ist aber auch ein christliches Symbol.

Durch seinen kreisförmigen Rhythmus, der im Gegensatz zur Spirale weder Anfang noch Ende hat, konzentriert das Mandala Energie in seinem Mittelpunkt. Wenn wir es betrachten und darüber meditieren, führt es uns auf uns selbst zurück. Mandalas kommen in ihrer unendlichen Vielfalt überall in der Natur vor. Denken Sie nur an die Sonne, den Mond, andere Planeten, Blumen. Sogar wenn Sie einen Stein in ein ruhiges Gewässer werfen, entsteht auf der Wasseroberfläche ein Mandala in Form konzentrischer Kreise. Und nicht zuletzt ist das Auge selbst, die Iris in ihren vielfarbigen Nuancen mit der Pupille im Zentrum, ein Mandala.

Das Mandala konzentriert die Energie in seinem Mittelpunkt.

Das Betrachten von Mandalas hilft, sich auf sein Zentrum zu besinnen, das Nervensystem zu beruhigen und einen Zustand inneren Friedens zu erreichen. Dieses Gefühl von Ganzheit ist auch eine Voraussetzung für klares Sehen. Durch das Sehen von Mandalas im Außen lernen wir, unser wahres Wesen zu entdecken. Wenn wir erfahren, daß alles im Außen nur Spiegel unseres Inneren ist, erleben wir im Mandala unser wahres Sein. Auf der körperlichen Ebene ist gerade das Betrachten und Umwandern der runden Mandalaform eine Möglichkeit, die runde Form der Hornhaut zu erhalten.

Betrachten Sie ein Mandala (siehe Seite 99) in einer angenehmen Entfernung. Umwandern Sie mit Ihrem Nasenstift den äußeren Kreis entgegen dem Uhrzeigersinn ein paarmal. Lassen Sie Ihren Blick ganz locker »darüberkullern«. Schließen Sie Ihre Augen, malen Sie den Kreis in Ihrer Phantasie. Öffnen Sie die Augen wieder und wenden Sie sich dem nächsten Kreis zu. Intensivieren Sie die runde Bewegung und stellen Sie sich vor, daß Sie damit Ihre Hornhaut »glätten«. Kommen Sie so allmählich mit der kreisenden Bewegung zum Zentrum. Verweilen Sie dort mit Ihrer Aufmerksamkeit. Schließen Sie die Augen, spüren Sie Ihr eigenes Zentrum und konzentrieren Sie dort Ihre Energie. Genießen Sie Ihre Ruhe, Gelassenheit und Zentriertheit.

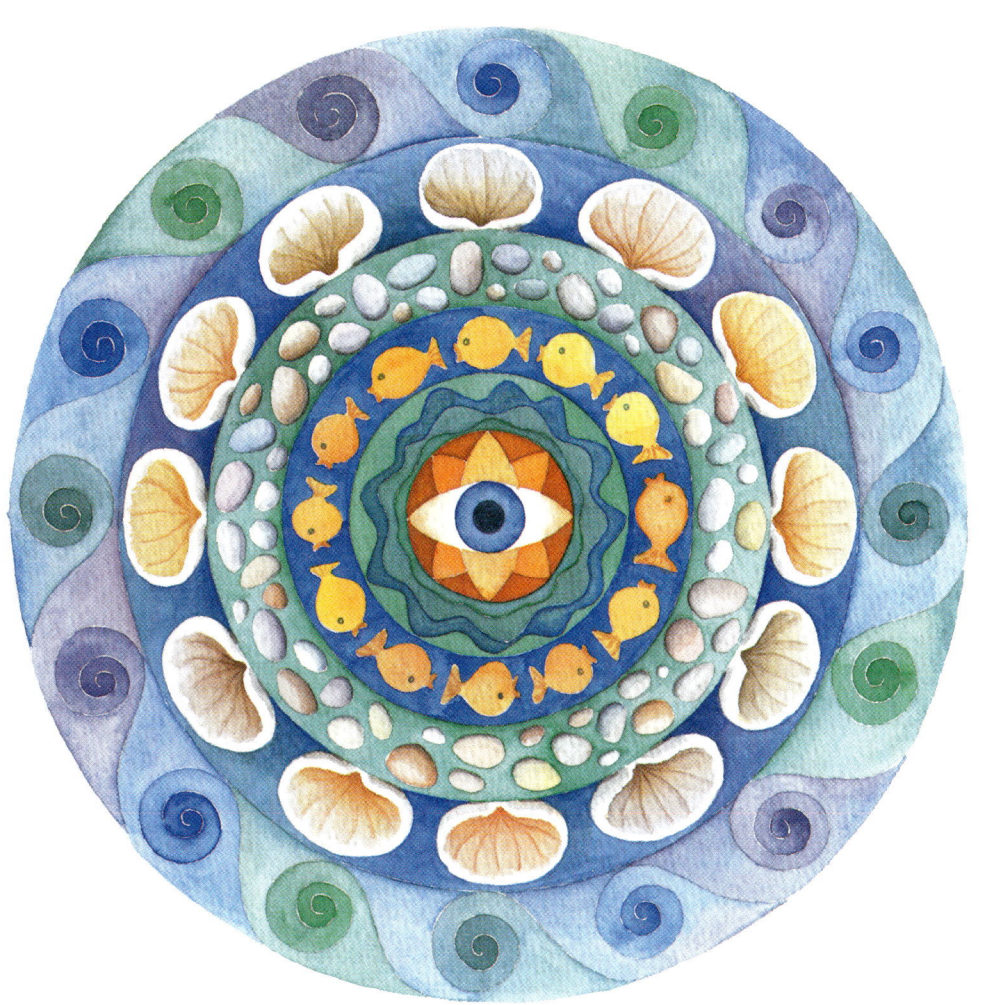

Tips für den Alltag Kopieren Sie sich eine der Tafeln aus dem Buch (den Kreis, die Spirale oder das Mandala) oder nehmen Sie z.B. ein anderes Mandala und halten Sie es irgendwo an Ihrem Arbeitsplatz bereit. Wenn dies nicht möglich ist, suchen Sie sich zu Hause einen geeigneten Platz dafür. Werfen Sie immer wieder während des Tages einen Blick darauf, verweilen Sie ein paar Atemzüge dabei und zentrieren sich damit.

Suchen Sie sich Mandalas in der Natur. Hängen Sie z.B. das Bild einer Sonnenblume oder einer anderen runden Blume an Ihrem Arbeitsplatz auf. Legen Sie sich ein Mandala aus Steinen oder anderen Materialien. Wenn Sie einmal mehr Zeit haben und sich intensiver damit beschäftigen können, malen Sie selbst Mandalas. Kaufen Sie sich einen Mandala-Malblock (gibt es in Buchhandlungen), malen Sie damit zuerst vorgegebene Formen mit bunten Farben aus. Später malen Sie dann frei. Nehmen Sie dicke Malstifte, Wachsmalkreiden, Wasserfarben, Fingerfarben etc. und malen Sie ganz einfach bunte Kreise. Lassen Sie das Malen aus sich, aus Ihrer Mitte kommen. Vielleicht sind Sie selbst überrascht, was daraus entstehen kann.

Augenklappe

Wenn Ihre Augen unterschiedlich sehen, können Sie auch einmal eine Augenklappe ausprobieren. Diese gibt es in der Apotheke. Kaufen Sie eine feste, harte Augenklappe, damit Sie das jeweilige Auge darunter geöffnet halten können. Wenn die Klappe zu sehr auf dem Auge aufliegt oder am Rand drückt, kleben Sie an den Innenrand etwas Watte, Schaumstoff oder ein Stück Papiertuch. Setzen Sie die Klappe auf Ihr »besseres« Auge, auf das Auge, das normalerweise das Sehen übernimmt. Nun darf sich dieses Auge einmal ausruhen. Das andere wird dafür aktiviert.

Manche Menschen sehen mit einem Auge gut in der Nähe – mit dem anderen in der Ferne. Tragen auch Sie einmal eine Augenklappe und aktivieren Sie jeweils das Auge, das in dem bestimmten Bereich nicht so gut sieht. Machen Sie außerdem die Fusionsübungen, um das Sehen beider Augen zusammenzubringen.

Tragen Sie die Augenklappe nur kurze Zeit und nur, so lange es Ihnen Spaß macht. Probieren Sie, wie Ihre Körperkoordination damit funktioniert, wenn Sie z.B. nach etwas greifen wollen. Führen Sie kleine und ungefährliche Tätigkeiten damit aus. Sie können auch folgende Augenübungen mit der Augenklappe durchführen:

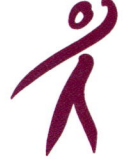

- Schwingen (siehe Seite 70)
- Umwandern (siehe Seite 60)
- Nah-Fern-Schwung (siehe Seite 66)

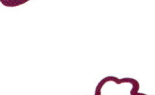

Setzen Sie dann einmal die Klappe auf das andere Auge. Auch wenn Ihre Augen normalerweise gleich stark sehen, können Sie einmal die Augenklappe ausprobieren und kennenlernen, wie es ist, nur mit einem Auge zu sehen. Vielleicht verhalten sich die beiden Augen unterschiedlich dabei? Ist eines mehr dominant als das andere? Sehen Sie, nachdem Sie die Klappe wieder abnehmen, deutlich schärfer?

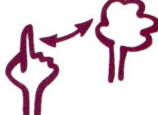

Tip

Fusionieren Sie kurz mit dem Fingertor, nachdem Sie die Klappe abgenommen haben, um das Sehen beider Augen wieder zusammenzubringen.

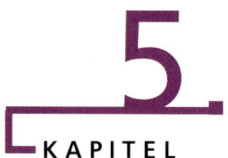

KAPITEL 5.

Ergänzende Übungen

Yoga-Augenübungen

Wenn Sie schon einmal Yoga gemacht haben, kennen Sie diese Übungen wahrscheinlich. Dabei werden die Augenmuskeln gedehnt und dann wieder locker gelassen. Die meisten Übungen im ganzheitlichen Sehtraining zielen darauf ab, die Augenmuskeln nicht aktiv anzuspannen, sondern eher die Augen durch die Bewegung des Körpers oder des Kopfes passiv mitschwingen zu lassen. Ab und zu ist es aber ganz gut, die Augenmuskeln bewußt zu dehnen und anzuspannen, da dann hinterher die Entspannung leichter eintreten kann.

Halten Sie den Kopf gerade und die Augen geradeaus gerichtet. Blicken Sie nun mit den Augen nach oben, nach unten, nach links, nach rechts, nach links oben, rechts unten, rechts oben und nach links unten. Verweilen Sie jeweils einen Augenblick in der Stellung und spüren Sie die Dehnung Ihrer Augenmuskeln. Kreisen Sie dann mit den Augen nach links und anschließend nach rechts.

Schließen Sie nun Ihre Augen und führen Sie die gleichen Augenbewegungen mit geschlossenen Augen durch. Blicken Sie nach oben, nach unten, nach links, nach rechts, nach links oben, rechts unten, rechts oben und nach links unten. Kreisen Sie mit den Augen nach links und dann nach rechts. Lassen Sie danach Ihre Augenmuskeln wieder los, lassen Sie die Augen ganz locker und entspannt in den Augenhöhlen liegen. Nach einer Weile öffnen Sie mit Blinzeln die Augen wieder.

Nach dieser intensiven Dehnung der Augenmuskeln ist es für die Augen sehr angenehm, anschließend zu palmieren und die Augenmuskeln wieder ganz bewußt loszulassen. Nur durch die Entspannung danach ziehen Sie wirklichen Nutzen aus der Übung.

Vorsicht

Die Yoga-Augenübungen sollten nicht bei Netzhautablösung durchgeführt werden.

Löwe

Diese Übung wird besonders gerne von Kindern ausgeführt, aber auch Erwachsene haben oft viel Spaß dabei. Sie endet oft in allgemeinem Gelächter, was ja auch wieder gesund ist. Die Gesichts- und Nackenmuskulatur wird dabei gestärkt, die Stimme gekräftigt, die Blutzirkulation zum Kopf und zu den Augen erhöht und damit werden die Augen angeregt.

Knien Sie am Boden und setzen Sie sich auf die Fersen. Wenn Ihnen dies unangenehm oder unmöglich ist, können Sie sich auch auf einen Stuhl setzen. Legen Sie die Hände mit den Handflächen nach unten auf die Knie, spreizen Sie die Finger leicht und atmen Sie durch die Nase ein. Lehnen Sie sich nun leicht nach vorne und atmen Sie kräftig durch den Mund aus, indem Sie einen AAAH-Laut ausstoßen. Gleichzeitig strecken Sie Ihre Zunge weit heraus und rollen die Augäpfel nach oben. Halten Sie die Stellung, so lange Sie können, schließen Sie dann den Mund und atmen Sie durch die Nase ein.

Wiederholen Sie die Übung dreimal oder mehr.

Der »Löwe« ist eine Übung, die besonders Kindern Spaß macht.

Schulterstand

Der Schulterstand verjüngt und belebt den ganzen Körper. Der Nacken und die obere Wirbelsäule werden gedehnt. Die Blutzufuhr in den Kopf und in die Augen wird erhöht. Die Schilddrüse wird angeregt, und eine tiefe Bauchatmung kommt in Gang.

Legen Sie sich mit geschlossenen Beinen auf den Boden. Beim Einatmen drücken Sie sich mit Ihren Händen vom Boden ab und heben die gestreckten Beine über den Körper. Heben Sie die Hüften vom Boden und bringen Sie die Beine weit nach hinten in einen Winkel von etwa 45 Grad zum Oberkörper. Stützen Sie dabei Ihren Körper mit den Armen ab. Halten Sie sie so nah bei den Schultern wie möglich. Dies ist nun der halbe Schulterstand, und Sie können hier verweilen, wenn Ihnen der ganze Schulterstand zu schwierig ist. Sie haben den gleichen Effekt dabei. Atmen Sie tief ein und aus.

Wenn Sie die Übung fortführen, begradigen Sie nun die Wirbelsäule und bringen die Beine in eine senkrechte Stellung. Drücken Sie Ihr Kinn fest auf den Halsansatz. Atmen Sie langsam und tief in dieser Stellung, versuchen Sie, Ihre Ellbogen allmählich näher zusammenzubringen und Ihre Hände am Rücken näher zu den Schultern, damit der Rumpf gerade wird. Die Füße bleiben entspannt. Atmen Sie in dieser Stellung tief ein und aus und halten Sie sie eine Weile.

Um aus dem Schulterstand herauszukommen, rollen Sie Wirbel für Wirbel langsam wieder nach unten ab.

Vorsicht

> Diese Übung sollte nicht ausgeführt werden, wenn Sie unter erhöhtem Augeninnendruck (Grüner Star), hohem Blutdruck oder Überfunktion der Schilddrüse leiden!

Pflug

Die Wirkung ist ähnlich der des Schulterstandes. Aus dem Schulterstand bringen Sie die Beine hinter den Kopf in Richtung Boden. Lassen Sie die Beine dabei gestreckt und halten Sie tief atmend die Stellung. Wenn es Ihnen möglich ist, die Füße auf den Boden zu bringen, drücken Sie sich mit den Zehen ab und schieben das Becken ein wenig hoch. Falten Sie die Hände und strecken Sie die Arme weit hinter Ihrem Rücken aus. Atmen Sie langsam und tief ein und aus. Rollen Sie dann langsam über die Wirbelsäule wieder ab.

Vorsicht

> Diese Übung sollte nicht ausgeführt werden, wenn Sie unter erhöhtem Augeninnendruck (Grüner Star), hohem Blutdruck oder Überfunktion der Schilddrüse leiden!

Fisch

Diese Stellung sollte immer anschließend an den Schulterstand oder den Pflug durchgeführt werden. Die Muskeln im Nacken und oberen Rücken, die vorher gestreckt wurden, werden nun zusammengedrückt. Dies löst Verspannungen in der Nacken- und Schultermuskulatur. Durch die volle Ausdehnung des Brustkorbs wird das Atemvolumen und die Lungenkapazität erhöht. Legen Sie sich mit geschlossenen Beinen auf den Rücken. Schieben Sie die Hände, Handflächen nach unten, unter Ihre Oberschenkel. Drücken Sie auf Ihre Ellbogen, atmen Sie ein und schieben Sie den Oberkörper hoch, so daß Ihr Kopf ein wenig nach unten gezogen wird. Überdehnen Sie den Nacken dabei nicht zu weit und öffnen Sie leicht den Mund. Atmen Sie tief in der Position und halten Sie Beine und Rumpf entspannt. Lösen Sie dann die Arme und lassen Sie den Oberkörper wieder sanft zum Boden gleiten. Heben Sie den Kopf und schauen Sie zu Ihren Füßen und legen Sie dann langsam den Kopf ab.

Augenakupressur

Um die Augen herum liegen bestimmte Akupunkturpunkte, meist Anfangspunkte von Meridianen, den feinen Energiebahnen im Körper. Diese stehen in Beziehung zu verschiede-

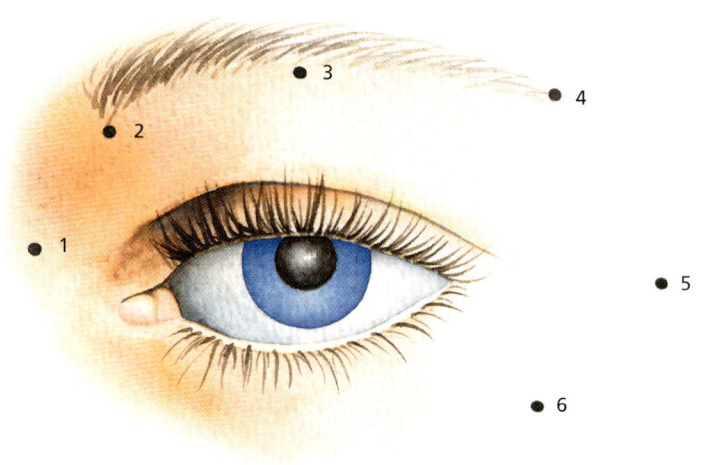

Lage der Akupressurpunkte:

1 An der Nasenwurzel

2 Am Beginn der Augenbraue

3 Am höchsten Punkt der Augenbraue

4 Am Ende der Augenbraue

5 Auf den Schläfen auf einer waagrechten Linie außerhalb des Auges in einem Grübchen

6 Auf dem äußeren Ende des unteren Knochens der Augenhöhle

7 Auf dem unteren Knochen der Augenhöhle senkrecht unterhalb des Auges

nen Organen, haben aber auch eine positive Wirkung auf die Augen. Durch Massage dieser Punkte wird die Durchblutung gefördert, Spannungszustände in und um die Augen herum werden gelöst und die entsprechenden Organe werden harmonisiert.

Tasten Sie mit den beiden Daumen oder Zeigefingern die angegebenen Punkte ab. Wenn Sie eine schmerzhafte Stelle spüren, haben Sie den Punkt gefunden. Beginnen Sie bei Nr. 1 und massieren Sie in kleinen kreisenden Bewegungen nacheinander die Punkte. Gehen Sie dabei nicht über eine leichte Schmerzgrenze hinaus. Schließen Sie die Augen, atmen Sie tief und entspannen Sie sich dabei.

Zum Abschluß streichen Sie sanft um die Augenpartie mit einer Bewegung nach außen aus und palmieren Sie noch ein wenig.

Akupressur fördert den Energiefluß im ganzen Körper.

Unterstützende Maßnahmen

Neben den klassischen Augenübungen und Lockerungsübungen gibt es eine Vielzahl von Betätigungen, die sich ebenfalls günstig auf gutes Sehen auswirken. Davon sollen hier nur einige aufgeführt werden. Wenn Sie diese nach Möglichkeit ohne Brille oder Kontaktlinsen ausführen, erhöht sich die positive Wirkung auf das Sehen.

Körpertherapien, wie Bioenergetik, Reichsches Atmen etc. lösen Blockaden und Muskelpanzerungen im Körper und setzen Emotionen frei. Sie erfordern allerdings die Begleitung eines erfahrenen Therapeuten.

Alle Formen von **Atemtherapie** (ebenfalls mit einem Therapeuten oder in der Gruppe) sowie Atem- und Bewegungsübungen (siehe auch Seite 48–52) erhöhen das Atemniveau, das bei den meisten Fehlsichtigen viel zu flach ist.

Alle **Sportarten** machen Sie fit, bringen den Körper und damit auch die Augen in Bewegung. Denken Sie dabei jedoch nicht an Leistung, sondern genießen Sie die wohltuende Bewegung und Lockerung Ihres Körpers.

Ballspiele, wie Tennis, Tischtennis, Golf, Federball, sind besonders anregende Sportarten für die Augen, weil Sie dabei die Bewegung des Balles mit den Augen verfolgen können. Dadurch erhöht sich dann auch die Beweglichkeit der Augen. Beim Wandern und Radfahren erleben Sie die Schönheiten der Natur, die Augen schweifen über die Landschaft und erholen sich bei den entspannenden Farben Grün und Blau. Angeln lädt zum stillen Meditieren auf dem Wasser ein und läßt die Augen in eine tiefe Entspannung eintauchen. Reiten lockert die Beckenmuskulatur und läßt die Augen in schwingenden Bewegungen über die Natur gleiten. Tanzen (auch Bauchtanz) löst ebenfalls Blockaden im Beckenbereich und im ganzen Körper. Freude an der Bewegung und Musik unterstützen die Entspannung. Leichtes Federn auf dem Trampolin (anstatt Hüpfen) lockert die ganze Wirbelsäule und löst Blockaden im Nacken- und Schulterbereich und im unteren Rücken.

> Sport unterstützt die Beweglichkeit und die Entspannung der Augen auf vielerlei Art.

Yoga hat in den letzten Jahren auch in der westlichen Welt viele Anhänger gefunden. Die 5 Yoga-Prinzipien sind tiefe Entspannung, dehnende und streckende Yoga-Stellungen (Asanas), volle und rhythmische Atmung, natürliche und ausgewogene Ernährung, positives Denken und Meditation.

Die Yoga-Stellungen strecken und dehnen Muskeln und Gelenke, kräftigen die Wirbelsäule, trainieren den ganzen Körper und wirken auf die inneren Organe. Sie führen so zu tiefer Entspannung, regen die Selbstheilungskräfte an und erhalten das ganze Körpersystem gesund (siehe Seite 102–105).

Die von Moshé **Feldenkrais** entwickelten Übungen zur Bewußtwerdung des Körpers durch genaues Wahrnehmen eignen sich sehr gut als Ergänzung zu den Augenübungen.

Entspannungsmethoden, wie Autogenes Training, Progressive Muskelentspannung oder Katathymes Bilderleben, erzeugen im Körper eine tiefe Entspannung, die ja die Grundvoraussetzung für gutes Sehen ist.

Die tiefste Form des Loslassens ist schließlich die **Meditation**. Wir lernen dabei, uns von allen äußeren Eindrücken zu lösen, nach innen zu schauen, im Hier und Jetzt zu sein und üben Aufmerksamkeit und Achtsamkeit.

Alltag und Sehen

Lesen

Das menschliche Auge ist im Entspannungszustand, wenn es in die Ferne blickt. Schauen wir dagegen etwas in der Nähe an, also auch beim Lesen, sind die Augen ständig in Anspannung. Außerdem erbringt das Gehirn eine beachtliche Leistung, indem es im Zusammenspiel der rechten und linken Gehirnhälfte die ankommenden Informationen verarbeitet.

Entspannung ist eine der wichtigsten Voraussetzungen für problemloses Lesen. Es ist gut, sich dies bewußt zu machen und den Augen ab und zu eine Ruhepause zu gönnen.

Unterbrechen Sie das Lesen immer wieder durch kurze Pausen.

Legen Sie Kurzpausen beim Lesen ein: Blinzeln Sie öfters einmal, um die Tränenflüssigkeit in den Augen zu verteilen, gähnen Sie und strecken Sie sich. Schließen Sie kurz die Augen und stellen Sie sich das zuletzt gesehene Wort bildlich vor. Lassen Sie den Blick nach jedem Abschnitt einmal in die Ferne gleiten. Lassen Sie den Blick ab und zu auf einer schwarzen Fläche ausruhen, z.B. ein Notizbuch, ein technisches Gerät, ein Kleidungsstück etc., bevor Sie wieder zurück auf das weiße Schriftstück schauen. Achten Sie auf eine aufrechte Körperhaltung und gutes Licht.

Fernsehen

Vor allem Kinder und ältere Menschen verbringen täglich oft viele Stunden vor dem Fernseher. Wenn die Augen lange Zeit auf eine relativ kleine unbewegliche Fläche gerichtet sind, bedeutet dies eine enorme Anstrengung für die Ziliarmuskeln und die äußeren Augenmuskeln. Durch das lange und konzentrierte Starren auf den Bildschirm wird der Lidschlag herabgesetzt, die Produktion der Tränenflüssigkeit läßt nach, die Augen werden trocken und müde. Je geringer die Entfernung zum Fernsehgerät, desto größer die Anstrengung. Ganz zu schweigen von der geistigen und emotionalen Leistung, all das Gesehene zu verarbeiten.

Achten Sie deshalb auf genügend Abstand zum Fernsehgerät (mindestens zwei Meter). Der Raum sollte nicht ganz abgedunkelt sein. Am günstigsten ist eine Lampe hinter dem Fernsehgerät. Achten Sie auf eine aufrechte Körperhaltung, damit die Blutzirkulation zum Gehirn und zu den Augen gewährleistet ist. Wählen Sie gezielt eine oder höchstens zwei Sendungen pro Tag aus – für sich und Ihre Kinder. Lassen Sie Ihr Kind hinterher über die Sendung erzählen und stellen Sie Fragen. Damit helfen Sie ihm, die vielen nicht immer positiven Eindrücke zu verarbeiten.

> Halten Sie genügend Abstand zum Fernsehgerät und stellen Sie dahinter eine Lichtquelle auf.

Schauen Sie wie beim Lesen immer wieder ab und zu weg vom Bildschirm in die Ferne, atmen Sie tief, blinzeln und gähnen Sie. Verfolgen Sie mit Ihrem Nasenstift Bewegungsabläufe in einem Film und unterbinden Sie somit das Starren.

Computer

Bei der Arbeit am Bildschirm schauen (oder starren) die Augen ständig auf eine zweidimensionale Fläche, während das Sehen normalerweise dreidimensional ist. Erschwerend kommt hinzu, daß diese Ebene aufrecht steht. Eine weitere Belastung ist das Schauen auf eine beleuchtete Glasfläche, also direkt in die Lichtquelle hinein. Es ist nachgewiesen, daß bei der Bildschirmarbeit die Blinzeltätigkeit der Augen nachläßt. Blinzeln ist ja wie bereits erwähnt eine Kurzentspannung für die Augen und verteilt die Tränenflüssigkeit, wirkt also trockenen, gereizten Augen entgegen. Schließlich kommt noch hinzu, daß sich oft durch eine steife und starre Körperhaltung die Schulter-, Nacken- und Rückenmuskulatur verkrampft. Wer dazu noch den Kopf seitlich drehen muß, um auf den Bildschirm zu schauen, belastet zusätzlich die Wirbelsäule.

Allgemein gilt

> Oftmals sind schon die äußeren Bedingungen des Arbeitsplatzes, der Standort des Bildschirms, die Lichtverhältnisse im Raum, die Sitzmöbel, die Farbgebung des Bildschirms, die Einstellung der Zeichengröße und des Zeilenabstandes sehr ungünstig.

Daraus ergeben sich zwangsläufig Maßnahmen, die Ihnen die Arbeit am Bildschirm erleichtern. Sie werden sich vielleicht nicht alle durchführen lassen, aber versuchen Sie trotzdem, die folgenden Tips so gut es geht anzuwenden. Beachten Sie auch, daß jeder Arbeitnehmer einen Rechtsanspruch auf günstige Arbeitsbedingungen hat (Verordnung über Sicherheit und Gesundheitsschutz bei der Arbeit an Bildschirmgeräten).

Stellung des Bildschirms

Bildschirme werden am besten parallel zum Fenster ausgerichtet, aber nicht zu nah am Fenster aufgestellt, so daß Sie seitlich zum Fenster sitzen. Im günstigsten Fall ist das Fenster auf Ihrer linken Körperseite (wegen der Blickrichtung beim Lesen). Die Arbeitsmittel Bildschirm, Tastatur und Beleg sollen so auf dem Arbeitstisch angeordnet sein, daß Sie den Kopf oder Körper möglichst wenig zur Seite drehen müssen. Der Bildschirm muß frei von störenden Reflexionen und Blendungen sein. Die Strahlung muß so niedrig gehalten werden, daß sie für die Sicherheit und Gesundheit der Benutzer unerheblich ist.

Farbgebung

Wählen Sie grüne oder gelborange Farben für die Schrift am Bildschirm.

Das Auge kann seine Fähigkeit nur dann voll entfalten, wenn genügend Licht vorhanden ist. Der Bildschirmuntergrund sowie die Bildschirmumgebung sollen daher nicht schwarz sein, da sonst die Helligkeitsanpassung des Auges gestört wird. Der Kontrast der Zeichen vom Hintergrund sollte möglichst groß sein. Dies erreichen wir am ehesten bei schwarzer Schrift auf weißem Bildschirm. Wer lieber mit Farben arbeitet, sollte grüne bis gelborange Farben wählen, da tagsüber beim menschlichen Auge die größte Empfindlichkeit im Bereich grüner Farben liegt. Rote und blaue Farben sind dagegen ungeeignet.

Zeichengröße und Zeichenabstand

Für die Festlegung der Zeichengröße sind die individuelle Sehschärfe und die Entfernung maßgebend. Beides sollte jedoch so ausgewählt sein, daß Sie sich dabei wohl fühlen, die Zeichen gut erkennen können und sich beim Lesen nicht verkrampfen müssen. Die Entfernung zum Bildschirm sollte mindestens 50 cm betragen, dabei sollten die Zeichen etwa 2,6 bis 3,6 mm hoch sein. Bei größerer Entfernung erhöht sich auch die Zeichengröße entsprechend.

Um genau und schnell auswählen und erkennen zu können, braucht das Auge eindeutige Anhaltspunkte, d.h. große Objekte. Deswegen sollte auch der Zeichen- und Zeilenabstand nicht zu klein sein. Besonders bei langen Zeilen oder wenn Sie immer wieder durchlesen und korrigieren müssen empfiehlt sich ein Zeilenabstand von 1,5 bis 2.

Beleuchtung

Früher galt als Regel in Büros, je stärker die Beleuchtung, desto größer der Seherfolg. Heute mit der vielen Arbeit am Bildschirm hat sich dies verändert. Das Sonnenlicht hat 100 000 Lux. Bei Tageslicht an einem am Fenster gelegenen Arbeitsplatz kann die Beleuchtungsstärke bis zu 10 000 Lux betragen. Dies ist für einen Bildschirmarbeitsplatz untragbar. Zu viel Licht kann durch Lamellenjalousien oder Vorhänge gesenkt werden. Wer allerdings nicht nur auf den Bildschirm, sondern auch auf die Schreibfläche schauen muß, sollte den Arbeitsplatz nicht zu sehr abdunkeln. Die Lösung hierfür wäre eine niedrige Allgemeinbeleuchtung (dies gilt für Tageslicht und Deckenbeleuchtung gleichermaßen) in Kombination mit einer Arbeitsplatzleuchte, die den Arbeitsbereich neben dem Bildschirm gut ausleuchtet (siehe auch Seite 114).

Die optimale Beleuchtung besteht in einer Arbeitsplatzlampe und einer schwachen Deckenleuchte.

Sitzmöbel und Körperhaltung

Der Arbeitsstuhl sollte möglichst höhenverstellbar sein, um sich immer wieder dem Arbeitsplatz anzupassen. Am günstigsten sind Kniesitzstühle mit einer nach vorne geneigten Sitzfläche und einer Kniestütze. Diese ermöglichen eine aufrechte Körperhaltung, bei der die Wirbelsäule ihre natürliche S-Form beibehält und entlastet wird. Das Körpergewicht sollte dabei auf der Sitzfläche ruhen, da bei längerem Sitzen sonst die Knie zu stark belastet werden.

Achten Sie bei Ihrem Sitz darauf, daß die S-Form der Wirbelsäule beibehalten wird.

Tips für den Bildschirmarbeitsplatz

- Wechseln Sie immer wieder einmal die Blickentfernung und schauen Sie ab und zu weg vom Bildschirm zu einer anderen Stelle im Raum oder nach draußen.
- Stellen Sie Blumen in die Nähe Ihres Arbeitsplatzes. Grün entspannt die Augen. Lassen Sie Ihre Augen immer wieder kurz darauf ausruhen.
- Auch ein schönes Bild neben Ihrem Arbeitsplatz tut den Augen gut und beruhigt den Geist, wenn Sie darauf schauen. Angenehm ist z.B. ein Landschaftsbild, das den Eindruck von Tiefenschärfe vermittelt.
- Halten Sie eine spezielle Brille für den Computerarbeitsplatz in einer Schublade bereit. Diese muß von Ihrem Arbeitgeber gestellt werden. Für Kurzsichtige kann dies eine unterkorrigierte Brille für den Nahbereich sein. Für Weitsichtige eine Brille, die speziell auf die Entfernung zum Bildschirm eingestellt ist. Sprechen Sie darüber mit Ihrem Optiker.

Augenübungen für den Bildschirmarbeitsplatz

Alle Augenübungen und Auflockerungsübungen, die den ganzen Körper, den Geist und das Sehsystem lockern und entspannen, sind nützlich bei der Computerarbeit. Durch das viele zweidimensionale Sehen am Bildschirm eignen sich hier natürlich besonders die Fusionsübungen (siehe Seite 72–77ff.), die das dreidimensionale Sehen schulen.

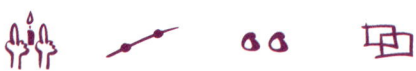

Körperhaltung

Viele Menschen klagen heutzutage über zunehmende Nacken-, Schulter- und Rückenbeschwerden. Haltungsfehler und Bewegungsmangel sind neben anderen Faktoren die Hauptursachen dafür. Auch für gutes Sehen ist eine aufrechte Körperhaltung wichtig, um einen freien Energiefluß zum Gehirn und zu den Augen zu gewährleisten.

   Die Basis für eine gute Haltung ist das Becken. Beim Sitzen sollte das Becken leicht nach vorn gekippt sein. Sitzen Sie auf den Sitzbeinhöckern – das sind die zwei vorstehenden Knochen, die Sie in der Mitte des Gesäßes spüren – und verlagern Sie das Gewicht etwas nach vorne, indem Sie den Bauch nach vorne schieben. Richten Sie nun den Oberkörper auf, so daß die Wirbelsäule gestreckt ist und ihre natürliche geschwungene Form beibehält. Die Schultern sind locker, und der Kopf sitzt in einer Linie aufrecht auf der Wirbelsäule. Ober- und Unterschenkel sollten dazu einen rechten Winkel bilden und leicht gegrätscht sein. So können Sie ungehindert und tief in den Bauch atmen.

Wichtig

Sitzen Sie niemals mit rundem Rücken. Dadurch werden die Bandscheiben übermäßig belastet und die Organe im Brust- und Bauchraum komprimiert. Wenn der Brustkorb nach vorne absinkt, ist tiefes Atmen nicht mehr möglich und der Blutkreislauf wird beeinträchtigt.

Auch wenn Sie stehen, ist es wichtig, durch eine gute Haltung die Rückenmuskulatur und die Wirbelsäule zu entlasten. Halten Sie sich möglichst gerade, damit die Wirbelsäule ihre natürliche Form einnehmen kann. Die Ohren, Schultern, der vordere Beckenrand und die Knöchel sollten dabei auf einer Linie liegen. Die Füße sollten etwa hüftbreit auseinander stehen, die Knie leicht gebeugt und locker, nicht nach hinten durchgedrückt. Auch beim Stehen soll das Becken leicht nach vorne geschoben werden. Der Kopf sitzt locker auf der Wirbelsäule (Scheitelpunkt zur Decke). So kann die Atmung frei fließen, und eine gute Blutzirkulation ist gewährleistet.

Die richtige Lichtquelle

Ohne Licht hört jegliche visuelle Wahrnehmung auf. Die wichtigste äußere Bedingung für gutes Sehen ist eine angemessene Beleuchtung – die beste ist natürlich das Sonnenlicht.

Licht wird in der Maßeinheit Lux gemessen. Das Sonnenlicht, das an einem Sommertag auf eine Buchseite fällt, beträgt 100 000 Lux, im Schatten eines Baumes beträgt die Intensität des Lichts immer noch 10 000 Lux. In einem Raum dagegen in der Nähe eines Fensters sinkt die Lichtintensität auf etwa 1 000 bis 5 000 Lux ab. Die maximale Beleuchtungsstärke mit künstlichem Licht beträgt nie mehr als 2 500 Lux.

Den Rest meines Lebens werde ich darüber nachdenken, was Licht ist.
Albert Einstein

Über die ideale Lichtquelle am Arbeitsplatz gehen die Meinungen weit auseinander. Tageslicht ist das günstigste Licht für das menschliche Auge – darüber sind sich die Experten einig. Zum guten Sehen muß das Licht hell genug sein, um die fotorezeptiven Zellen der Netzhaut ausreichend zu stimulieren. Bei schwachem Licht neigen wir dazu, näher an einen Gegenstand heranzugehen. Das zwingt dann wieder die Ziliarmuskeln zu verstärkter Akkommodation.

Wenn wir kein Tageslicht zur Verfügung haben, sollte das Licht zumindest dem Tageslicht so ähnlich wie möglich sein, d.h., es sollte möglichst viele Farbanteile enthalten. Diese Voraussetzung erfüllen am ehesten sog. Vollspektrumlampen, Truelight-(Tageslicht-)Lampen oder Biolux-Lampen. Es gibt allerdings bisher noch keine Lampe, die das gesamte Lichtspektrum enthält. Am schwierigsten für die Augen und die Gesundheit sind Leuchtstofflampen, da diesen immer bestimmte Farbanteile fehlen. Außerdem werfen sie eher diffuses Licht und keine scharfen Schatten. Das Auge braucht aber zum Sehen Kontrast. Das Licht von Glühlampen ist angenehmer für die Augen, da es mehr Gelb- und Rotanteile enthält. Zudem gehen Glühlampen und auch Halogenlampen von einer punktförmigen Quelle aus, sie strahlen mehr in eine Richtung – das Licht ist dadurch kontrastreicher und angenehmer. Über Halogenlampen gibt es kontroverse Meinungen, sie sind aber wegen ihrer großen Helligkeit als Lese- und Arbeitslampen geeignet.

Welche Lampe Sie auch immer benützen – sie sollte Ihren Arbeitsplatz genügend ausleuchten. Eine 60-Watt-Lampe erzeugt in einem Abstand von 30 cm etwa 800 Lux, bei 60 cm etwa 200 Lux, dagegen in 3 m Abstand nur noch 8 Lux. Deshalb sollten Lese- und Arbeitslampen in einer Entfernung zur Arbeitsfläche sein, daß sie diese voll ausleuchten – also nicht an der Decke. Die Lichtrichtung sollte von links nach rechts zeigen, da unsere Schreibrichtung von links nach rechts geht. Exakte Regeln für eine optimale Beleuchtung gibt es nicht. Finden Sie selbst heraus, was für Sie ausreichend und angenehm ist.

> Wichtig ist, daß die Lampe den Arbeitsplatz genügend ausleuchtet.

Brille

Viele Brillen- und Kontaktlinsenträger sind so an ihre Sehhilfe gewöhnt und darauf angewiesen, daß sie gar nicht mehr auf die Idee kommen, einmal ohne Brille zu schauen. Dabei geht es nicht darum, scharf zu sehen, sondern einfach einmal wahrzunehmen, wie viel wir eigentlich ohne Brille sehen, daß nur die Umrisse nicht so deutlich und klar sind. Wenn Sie nicht allzu schlecht sehen, versuchen Sie einmal, morgens nicht gleich zur Brille zu greifen, sie öfters am Tag einmal abzusetzen und die Augen dabei zu entspannen. Versuchen Sie nicht, ohne Brille scharf zu sehen.

Gehen Sie dabei behutsam mit sich selbst um, besonders wenn Sie sehr starke Gläser benötigen. Ein radikales Ablegen der Brille kann mehr Verspannungen bringen, als es nutzt. Wenn Sie sich mit der Brille wohler fühlen, setzen Sie sie auf.

Vorsicht

> Legen Sie die Brille auch nur in einem geschützten Rahmen ab, z.B. zu Hause oder in einer Umgebung, die Sie gut kennen. Gefährden Sie nicht sich selbst und andere Menschen. Fahren Sie niemals ohne oder mit einer zu schwachen Brille Auto.

Wenn Sie die Augenübungen durchführen, setzen Sie die Brille ab oder nehmen Sie die Kontaktlinsen heraus, um den

Augen mehr Spielraum und die Möglichkeit zur Verbesserung zu geben. Nach intensiven Augenübungen und tiefer Entspannung haben viele Menschen Sehverbesserungen. Wenn sie dann gleich wieder die Brille aufsetzen, ist diese meist zu stark, und der positive Effekt ist bald wieder verschwunden.

So oft ich durch eine Brille sehe, bin ich ein anderer Mensch und gefalle mir selbst nicht.
Johann Wolfgang von Goethe

Tragen Sie dann eine Übergangsbrille und lassen Sie so Schritt für Schritt das Sehen besser werden. Die Übergangsbrille könnte auf etwa 70 bis 80 % Ihrer Sehschärfe (diese Zahlen entsprechen nicht dem tatsächlichen Prozentsatz der Sehkraft, die tatsächliche Sehkraft ist dann mehr) auskorrigiert sein. Bei einer Brillenstärke von −3,5 Kurzsichtigkeit wären das etwa −2,75 oder −3,0 für die Übergangsbrille. Finden Sie selbst heraus, welche Stärke für Sie angenehm ist. Tragen Sie auch diese Übergangsbrille nicht nachts und nicht zum Autofahren, sondern nur in Situationen, wenn Sie niemanden gefährden und sich selbst wohl damit fühlen.

Nach einiger Zeit des aktiven Sehtrainings kann es sein, daß Sie mit dieser Übergangsbrille 100 % Sehfähigkeit erreicht haben. Dann können Sie sich wieder eine neue Übergangsbrille anfertigen lassen. Vielleicht können Sie dafür auch alte Gläser verwenden und diese in ein neues, schickes Gestell einschleifen lassen. Werden Sie so immer weniger abhängig von der Brille und geben Sie Ihrem Sehen Spielraum zur Verbesserung. Denken Sie daran, daß die Brille nur ein Hilfsmittel ist, nicht aber die Sehschwäche behebt.

Optische Linsen (also Brillen und Kontaktlinsen) projizieren ein scharfes Bild auf die Netzhaut. Den Augen wird damit die saccadische Bewegung und die selbsttätige Feineinstellung abgenommen. Brillen- und Kontaktlinsenträger entwickeln so meist ein starres und unbewegliches Sehverhalten. Gerade bei Brillenträgern fällt oft der starre Blick und die angestrengte Augengegend auf, wenn diese einmal die Brille abnehmen.

Kontaktlinsen

Für das Tragen von Kontaktlinsen gilt ähnliches wie für die Brille. Je weniger Sie sie tragen, um so mehr Möglichkeit geben Sie Ihrer Sehkraft, sich zu verbessern. Ob Sie lieber

Brille oder Kontaktlinsen tragen, hängt von verschiedenen Faktoren, wie Verträglichkeit, Notwendigkeit, Eitelkeit, zu starken und schweren Brillengläsern etc. ab, die nur Sie selbst abwägen können.

Beim aktiven Sehtraining ist es allerdings einfacher, ab und zu die Brille abzunehmen, als immer wieder die Kontaktlinsen herauszunehmen. Wechseln Sie dann einfach ab. Es ist sowieso nicht so günstig, die Linsen zu lange zu tragen. Gerade weiche Linsen können bei stundenlangem Tragen zu Schädigungen der Hornhaut führen. Suchen Sie sich Gelegenheiten und bestimmte Tageszeiten aus, an denen Sie Ihre Augen von den Linsen ausruhen lassen. Wenn Sie dann wieder scharf sehen müssen oder wollen, setzen Sie die Brille auf. Gehen Sie auch hier behutsam mit sich um. Jeder Zwang führt nur noch zu mehr Anstrengung. In manchen Fällen verhindert das Tragen von Kontaktlinsen (im Gegensatz zum Tragen der Brille) die zunehmende Verschlechterung der Sehkraft.

Rasterbrille

Eine preiswerte und originelle Lösung einer Übergangsbrille und gleichzeitig eine wirksame Trainingsmethode sind sog. Lochbrillen oder Rasterbrillen. Wenn Sie durch ein stecknadelgroßes Loch in einem Stück Pappe schauen, entsteht ein scharfes Bild, auch wenn Sie fehlsichtig sind. Wenn das einfallende Licht so stark gebündelt wird, fällt es direkt durch die Mitte der Augenlinse auf die Netzhaut und verringert dort den Bereich der Unschärfe. Die Länge des Augapfels spielt dabei keine Rolle.

Die Rasterbrille beruht auf dem gleichen Prinzip. Durch zwei dunkle undurchsichtige Scheiben sind viele kleine Löcher gebohrt. Dies sieht etwa so aus wie das Facettenauge einer Fliege. Anfangs entsteht zunächst ein Rastereffekt, der aber später verschwindet. Starren ist durch die Rasterbrille nahezu unmöglich. Um dadurch zu sehen, müssen Sie entweder die Augen von einem Loch zum anderen oder den Kopf bewegen, während Sie durch ein Loch schauen. Dadurch ist die Rasterbrille eine optimale Trainingsbrille, da sie ohne opti-

Die Rasterbrille ist eine gute Trainingshilfe, um die Beweglichkeit der Augen zu erhöhen.

schen Schliff die Augen zu mehr Beweglichkeit anregt und sie gleichzeitig scharf sehen läßt.

Rasterbrillen eignen sich bei Kurzsichtigkeit, Weitsichtigkeit und Astigmatismus gleichermaßen. Sie sind praktisch beim Lesen, Fernsehen, im Kino oder Theater und kurzzeitig sogar am Bildschirm.

Sie haben allerdings auch Einschränkungen: Während der Dunkelheit ist der Lichteinfall zu gering. Zum Autofahren sind sie ungeeignet, da sie das Gesichtsfeld einschränken. Die Rasterbrille kann also keine Alternative zur optischen Brille sein. Wenn Sie sie aber 20 bis 30 Minuten pro Tag tragen, haben Sie sicher einen Trainingseffekt.

Der Besuch beim Augenarzt oder Optiker

Das Sehen ist im Laufe eines Tages ziemlichen Schwankungen unterworfen. Je nachdem, ob Sie ruhig und entspannt, freudig, gelassen, oder müde, gestreßt, genervt und angespannt sind, kann sich das Sehen um etwa 0,5 Dioptrien oder sogar mehr verändern. Oft berichten Leute, daß sie im Urlaub viel besser sehen.

Wenn Sie nach einem anstrengenden Arbeitstag zum Augenarzt oder Optiker gehen und Ihre Augen messen lassen, kann es sein, daß die Werte um einiges schlechter sind, als z.B. an einem ruhigen Vormittag. Die angepaßte Brille fällt dann stärker aus als eigentlich notwendig. Ihre Augen werden sich aber nach einiger Zeit an diese starke Brille gewöhnen, und der Kreislauf sich immer verschlechternder Sehkraft beginnt.

| Tip | Wählen Sie den Termin des Besuchs beim Augenarzt oder Optiker gezielt aus. Machen Sie vorher ein paar entspannende Augenübungen und Atemübungen. Lassen Sie die Untersuchung langsam und ruhig durchführen, lassen Sie sich nicht unter Druck setzen. Atmen Sie auch während der Untersuchung tief und ruhig, betonen Sie dabei die Ausatmung. |

Eine unterkorrigierte Brille oder eine spezielle Computer- oder Arbeitsbrille können Sie sich ohne Rezept beim Optiker anfertigen lassen. Erklären Sie ihm, daß Sie diese nur zu bestimmten Tätigkeiten benutzen werden, daß Sie Ihre voll auskorrigierte Brille weiterhin zum Autofahren etc. tragen werden. Stellen Sie Fragen und lassen Sie sich alles genau erklären. Begegnen Sie dem Arzt oder dem Optiker als selbstbewußter Klient. Lassen Sie sich über sein Wissen informieren und entscheiden Sie selbst, inwieweit sein Rat für Sie nützlich ist. Im Zweifelsfall ziehen Sie noch einen anderen Arzt oder Optiker zu Rate. Oft fallen die Beratungen und sogar die Messungen ziemlich unterschiedlich aus.

Ernährungstips

Auf natürlichem Weg besser zu sehen, ist nicht nur durch Augenübungen, sondern auch mit richtiger Ernährung möglich. Man kann davon ausgehen, daß eine möglichst naturbelassene, abwechslungsreiche, mit Vitaminen, Mineralien und Spurenelementen versehene Kost auch unseren Augen zugute kommt.

> Eine naturbelassene, abwechslungsreiche Kost kommt auch den Augen zugute.

So wie es keine Standard-Diät für jeden geben kann, ist auch hier eine Verallgemeinerung bezüglich Sehkraft und Ernährung fehl am Platz. Prüfen Sie Vor- und Nachteile verschiedener Ernährungsweisen und entscheiden Sie selbst, was Ihrem Körper am besten bekommt.

Ganz allgemein gilt für die Ernährung wie für viele andere Bereiche: nichts ist wirklich schlecht – nur das Übermaß ist schlecht! Sogar reine Heilpflanzen wie z.B. die Kamille wandeln sich bei übermäßigem Genuß in Gifte um. Essen Sie also in Maßen und achten Sie auf Ausgewogenheit der verschiedenen Nahrungsmittel.

Vitamine

Zur ständigen Regeneration brauchen die Augen Vitamine. **Vitamin A** wirkt gegen Nachtblindheit. Es ist enthalten in Karotten (als Karotin), in grünen Blattgemüsen (z.B. Spinat),

Vitamin A hilft gegen Nacht-blindheit.

Milch, Butter, Eigelb, Leber. Vitamin A ist fettlöslich und sollte deshalb immer zusammen mit Fett aufgenommen werden (z.B. Karottensaft mit einem Tropfen Öl oder Sahne, oder rohe Karotten mit einem Stück Butterbrot), damit es vom Körper besser verwertet werden kann.

Der **Vitamin-B-Komplex** nimmt eine zentrale Rolle für den Stoffwechsel ein und wirkt großer Lichtempfindlichkeit entgegen. Vitamin B ist enthalten in Getreide, Hefe, Fleisch, Leber, Geflügel, Milch, Nüssen, Kartoffeln, Hülsenfrüchten, Eiern, Käse, Sojabohnen, Spinat, Birnen, Bananen.

Vitamin-B-Mangelzustände treten am häufigsten bei Alko-holikern auf.

Vitamin C sorgt für eine gute Blutzufuhr zu den Augen (ebenso Vitamin E). Es ist unter anderem enthalten in Orangen, Zitronen, Grapefruits, Tomaten, Hagebutten, Paprika, Kartoffeln und Frischgemüse.

Vitamin C und E verbessern die Blutzufuhr zu den Augen.

Eine Vitamin-C-reiche Ernährung ist besonders bei degenerativen Netzhauterkrankungen, z.B. Makuladegeneration, zu empfehlen, um die Durchblutung der Augen zu fördern. Vitamin C zusammen mit den Vitaminen A und E stärkt das Immunsystem.

Vitamin D ist wichtig für Menschen, die zu wenig Sonnenlicht enthalten, also zum Beispiel sich ständig in geschlossenen Räumen aufhalten. Es ist enthalten in Hefe, Milch, Butter, Eigelb, Fleisch und Fisch.

Allgemein augenfreundliche Vitamine sind enthalten in Petersilie, Karotten, Blaubeeren, schwarzen Johannisbeeren und anderen dunklen Früchten. Die meisten Vitamine sind hitzeempfindlich; deshalb sollten Obst und Gemüse möglichst roh gegessen oder zumindest nur kurz angedünstet werden.

Wichtig ist auch, den Vitaminpegel gleichmäßig zu halten. Es nützt also wenig, sich nur gelegentlich mit Vitaminen vollzupumpen. Viel effektiver ist eine ausgewogene Aufnahme der verschiedenen Vitamine. Ein Zuviel an Vitamin A kann beispielsweise sogar zu Haarausfall und Erbrechen führen.

Schlackenstoffe

Der Abbau von Schlackenstoffen im Körper, die auch die Funktion der Augen beeinträchtigen können, gelingt am besten mit basischen Nahrungsmitteln. Ein großer Teil unserer heutigen, denaturierten Nahrung ist sauer und fördert die Verschlackung der Zellen. Verschlackung führt ab dem 40. Lebensjahr dazu, daß die Trockensubstanz der Augenlinsen langsam auf das Doppelte ansteigt und die Abflußgänge für die bereits eingedickten Flüssigkeiten nicht mehr durchlässig bleiben. Die Folge ist dann entweder Grauer oder Grüner Star.

Nahrungsmittel mit basischer Wirkung sind zum Beispiel: Karotten, Kohlrabi, weiße Bohnen, Oliven, Schwarzer Rettich, Rote Rüben, Radieschen, Ananas, Kirschen, Pflaumen, Datteln, getrocknete Äpfel, Birnen, Kartoffeln, Zwiebeln, Knoblauch, Sojabohnen und Dinkel (als einziges Getreide).

Nahrungsmittel, die eine saure Reaktion zeigen, sind: Fleisch, Fisch, Eigelb, weißer Zucker, Weißmehl (Weißbrot, Feingebäck, Teigwaren, Zwieback), Öle und Fett, Genußmittel wie Tee, Kaffee, Schokolade, Alkohol und einige Käsesorten.

Vollkornbrote aus Sauerteig sind besser bekömmlich als Hefeteigbrote (da diese stärker säuern). Auch Süßes, vor allem wenn weißer Industriezucker beteiligt ist, reagiert stark säuernd. Keinerlei Werte für den Stoffwechsel enthalten Backwaren aus Weißmehl und weißem Industriezucker. Es ist statistisch nachgewiesen, daß Kurzsichtige viel Zucker und Fleisch essen.

Bei ungesunder Ernährung bleiben Schlackenstoffe im Dickdarm. Dort erzeugen sie Gifte und gelangen schließlich auf dem Blutweg ins Gehirn.

Menschen mit Sehproblemen sollten auf Backwaren aus Weißmehl und Industriezucker verzichten.

Tips zur Entschlackung

- Machen Sie eine mineralische Entsäuerungskur, die Sie sich in der Apotheke zusammenstellen lassen können.
- Trinken Sie Entschlackungstees (kurartig einmal pro Woche das ganze Jahr über), z.B. Birke, weiße Taubnessel, Borretsch, Wegwarte, Echtes Eisenkraut, Gemeine Schafgarbe, Walderdbeere und Waldhimbeere.
- Sehr gut zur Entschlackung eignet sich auch der Kombucha-Teepilz.

Rohkost

Rohkostdiät ist vor allem zu empfehlen für Menschen mit lebensbedrohlichen Krankheiten, wobei die Diät natürlich nur die fachliche medizinische Therapie unterstützen kann. Nehmen Sie viel Obst und Gemüse zu sich, möglichst roh oder nur kurz gekocht.

Rohkost tut grundsätzlich jedem Organismus gut. Auch Mineralwasser (täglich etwa 1 Liter), das Magnesium enthält, macht die Zellen widerstandsfähiger. Allgemein kann Rohkost sich die Waage halten mit anderer vielseitiger Nahrung. Durch Zerkochen der Nahrungsmittel werden Vitamine zerstört. Rohkost sollte man immer vor warmen, gekochten Speisen essen, da sonst die Übersäuerung gefördert wird.

Menschen, die zu niedrigem Blutdruck neigen und viel frieren, werden allerdings warme Mahlzeiten mit wärmenden Gewürzen, heiße Suppen und Getränke vorziehen. Dies gilt auch allgemein für die kalte Jahreszeit. Ergänzen Sie dann die warmen Speisen durch viel frische Salate und Obst. Achten Sie immer auf Ihre Bedürfnisse!

Denaturierte Nahrungsmittel

Wer sich gesund ernähren will, sollte auf folgende Nahrungsmittel verzichten:

Vorsicht bei diesen Nahrungsmitteln

- Weißer Zucker, Auszugsmehl, Schokolade, Marmelade (Zucker raubt Vitamine!).
- Tierische Fette und tierisches Eiweiß (diese fördern besonders die Entstehung von Grauem Star). Günstig sind dagegen pflanzliche Eiweißlieferanten wie Nüsse, Brot, Hülsenfrüchte, Obst, Sojaprodukte, Gemüse.
- Salz (es bindet Wasser und ist bereits ausreichend in der Nahrung enthalten).
- Schweinefleisch (es enthält viel Fett, Cholesterin, Schwefel, Hormone und Grippeviren).

Starker Drang nach Zucker und Salz drückt einen Mangel an Mineralien aus, der durch die Aufnahme von Heilerde, Basica oder Mineraltabletten ausgeglichen werden kann.

Nikotin und Alkohol

Wie allgemein bekannt ist, führt Nikotin zu Gefäßverengungen. Dadurch wird der Körper – und auch die Augen – nicht mehr ausreichend mit Blut versorgt, was unweigerlich zu einer Beeinträchtigung des Sehvermögens führt. Deswegen sollte auf Rauchen möglichst verzichtet werden. Dies gilt besonders bei Netzhauterkrankungen. Auch starker Alkoholkonsum ist durch Nervenschädigungen belastend für die Augen.

Heilkräuter

Das bekannteste Kraut, das gegen Augenleiden gewachsen ist, ist der **Augentrost.** Als Teeaufguß hilft er äußerlich angewendet bei: Bindehautentzündung, Gerstenkorn, Augenverletzungen mit Rötung, Schwellung und Sehstörungen. Auch bei überanstrengten Augen hat er sich bewährt.

Ebenso sind Augenumschläge und Augenbäder aus **Ringelblumentee** oder **Kamille** zur Linderung von Bindehautentzündung oder entzündeten Augen geeignet.

Das Sonnengewächs **Schöllkraut** wirkt bei Nachtblindheit, Entzündung, Übermüdung und Trockenheit der Augen.

Allgemeine Tips

- Essen Sie mit Genuß und ohne Zeitdruck!
- Kauen Sie die Nahrung gründlich, da bereits die Speicheldrüsen Verdauungssaft absondern und somit die Verdauung einleiten – »Gut gekaut ist halb verdaut!«
- Sorgen Sie für ausreichend Bewegung in frischer Luft. Dadurch werden die Verdauung und der Stoffwechsel angeregt.

Gutes Sehen für Kinder

Von Kindern können wir viel über natürliche Sehgewohnheiten lernen. Kinderaugen sind noch offen und lebendig und spiegeln die Schönheiten des Lebens. Wenn trotzdem Fehlsichtigkeiten im frühen Alter auftreten, kann dies die unterschiedlichsten Ursachen haben (siehe Seite 21).

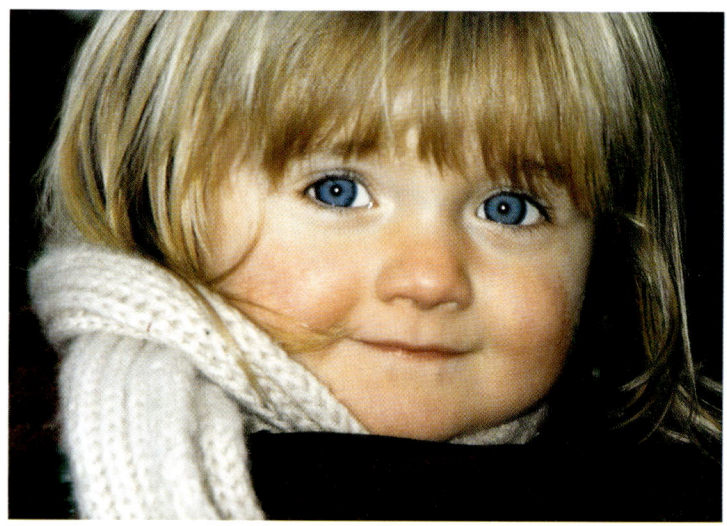

Im Kleinkindalter liegt eine Entwicklungsphase für die Seh-fähigkeit, nämlich wenn das Kind beginnt zu krabbeln. Drän-gen Sie Ihr Kind nicht vorzeitig zum Laufen, zum Essen mit Besteck, zum Tragen von Schuhen oder zu enger Kleidung etc. Je mehr ein Kind krabbelt, um so besser wird die Basis für die Gehirnintegration gelegt, und Problemen wie Le-gasthenie, Schielen und Stottern wird vorgebeugt.

Lassen Sie Ihr Kleinkind nach Herzenslust Krab-beln – hier wird die Basis für gutes Sehen gelegt.

Kinder entwickeln ihre Sehfähigkeit bis etwa zum 6./7. Lebensjahr. Wenn in dieser Zeit Sehfehler festgestellt werden, ist es wichtig, dem Kind eine Sehhilfe zu geben, da es sonst möglicherweise niemals richtig sehen lernt. Gehen Sie dann behutsam mit Ihrem Kind um, zwingen Sie es nicht zum stundenlangen Tragen von Brillen oder Augenklappen. Ge-stehen Sie ihm entspannende Pausen zu.

Die in diesem Buch beschriebenen Augenübungen sind für Kinder und Jugendliche jeder Altersstufe für die jeweiligen Probleme genauso geeignet wie für Erwachsene. Spielen Sie mit Ihrem Kind. Zeigen Sie ihm die Augenübungen in spiele-rischer Form. Durch die eigene Phantasie und noch mehr durch die Phantasie Ihres Kindes können ganz neue Variatio-nen und Sehspiele entstehen. Üben und spielen Sie nicht zu lange, streuen Sie winzige Portionen über den Tag verteilt in den Lebensrhythmus des Kindes ein. Die Augenspiele werden dann zu einem gemeinsamen und freudigen Erleben.

Augenakupunktur

Eine sehr wirksame Methode zur Behandlung von Altersweitsichtigkeit, Kurzsichtigkeit bei Kindern, Grünem Star,
Grauem Star und vor allem von Netzhauterkrankungen wie
Makuladegeneration und Retinitis Pigmentosa ist die Augen-
akupunktur nach Prof. Dr. Boel und Freddy Dahlgren.

Dabei können zwar nicht alle Augenleiden vollständig ge-
heilt werden, aber sie können zumindest stark gelindert oder
ein Fortschreiten der Krankheit aufgehalten oder verlangsamt
werden. Nach einem genauen Behandlungsplan, der sich
über einen längeren Zeitraum erstreckt, werden bestimmte
Punkte an den Füßen, Händen und zwischen den Augenbrauen gestochen. Oft tritt nach dem ersten Behandlungstag
schon ein deutlicher Erfolg ein.

Eine Kontaktstelle für Informationen und Adressen behan-
delnder Therapeuten finden Sie in der hinteren Umschlag-
klappe.

Ausblick

Die in diesem Buch dargestellten Übungen und Sehspiele sollen einen Überblick vermitteln über die Möglichkeiten, wie Sie selbst positiv auf Ihr Sehen einwirken können. Wahrscheinlich werden Sie nicht alle Übungen durchführen. Suchen Sie sich diejenigen aus, die Ihnen guttun und die Sie gerne machen. Stellen Sie sich mit Hilfe der Symbole ein individuelles Übungsprogramm zusammen, das Sie regelmäßig durchführen. Planen Sie pro Übung 3 bis 5 Minuten – wenn Sie viel Zeit und Spaß daran haben, können Sie selbstverständlich auch länger üben. Wenn Ihre Zeit begrenzt ist, legen Sie besonderen Wert darauf, die einfachen Übungen und Sehgewohnheiten in den Alltag zu integrieren. Hierbei sollen Ihnen die »Tips für den Alltag« Anregungen geben, die Sie natürlich individuell ergänzen können.

Wenn Sie einmal mehr Zeit haben, palmieren, schwingen oder machen Sie den Nah-Fern-Schwung 20 bis 30 Minuten oder länger – solange es Ihnen Spaß macht. Ebenso können Sie mit dem Bild auf Seite 127 oder mit einem Kalenderbild oder in der Natur eine Variante des Umwanderns mit dem Zauberstift (siehe Seite 60) durchführen.

Umwandern Sie Formen und Einzelheiten auf dem Bild. Nehmen Sie dabei die Farben intensiv wahr. Schließen Sie nach einer Weile die Augen und malen Sie das Bild in der Erinnerung. Dann öffnen Sie wieder Ihre Augen, bleiben in Bewegung und malen weiter. Wiederholen Sie das Malen mit geöffneten und geschlossenen Augen etwa fünf- bis sechsmal. Bei jedem Öffnen der Augen werden Sie mehr Einzelheiten entdecken, und das Bild wird immer schärfer und plastischer sein.

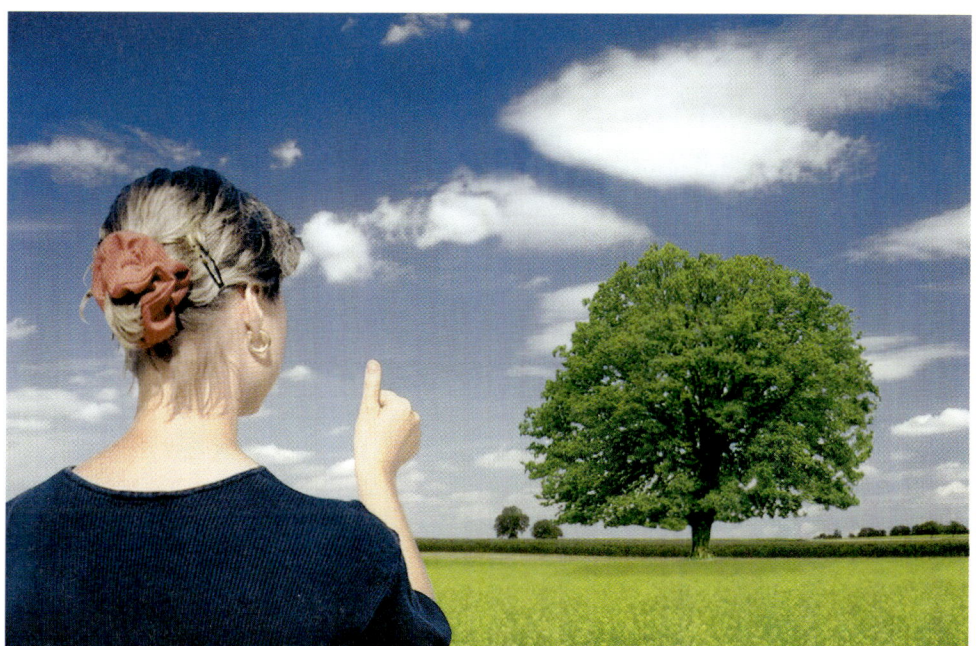

Wenn Sie nach dem Üben und Entspannen besser sehen, glauben Sie es und genießen Sie es! Denken Sie daran, daß nicht jeder Seherfolg in Dioptrien meßbar ist. Vielleicht nehmen Sie mehr wahr, sehen mehr Farben, Umrisse und Einzelheiten, und das Sehen macht mehr Spaß. Sehen Sie selbst, was für Sie persönlich klares Sehen bedeutet. Vielleicht erleben Sie dann eine ganz neue Sichtweise.

Sachregister

Kontaktadressen und Bezugsquellen

Eine Liste von SehlehrerInnen, die mit den in diesem Buch beschriebenen Methoden arbeiten, erhalten Sie bei:
Wolfgang Gillessen
Balanstraße 365
81549 München
Tel./Fax (0 89) 68 07 07 02

Eine Liste von Augen-Akupunkteuren in Deutschland erhalten Sie bei:
Argus International Patientenservice
Luttersiefen 10
51789 Lindlar

(Hier erhalten Sie gegen einen mit 3,00 DM frankierten DIN-A4- Rückumschlag und beiliegend 10,00 DM in bar oder per Verrechnungsscheck eine Patienten-Informationsbroschüre über Augen-Akupunktur. Außerdem bekommen Sie hier auch einen Patienteninformationsfilm für 29,90 DM + Porto von 4,40 DM.)

Alles »Rund ums Auge«: Kassetten, CDs, Rasterbrille, Augenkissen u.v.m. bekommen Sie bei
AUDIO & RELAX
Astrid Werner
Georgenschwaigstraße 27
80807 München
Tel./Fax (0 89) 3 59 66 44

Rasterbrillen gibt es außerdem bei:

Helga Grzyb
Beyerstraße 48
89077 Ulm
Tel. (07 31) 3 46 75
Fax (07 31) 3 46 80

Wolfgang Gillessen
Balanstraße 365
81549 München
Tel./Fax (0 89) 68 07 07 02

Informationen zu Übungskassetten und Seminaren mit der Autorin in Deutschland oder auf einer griechischen Insel erhalten Sie bei:

Uschi Ostermeier-Sitkowski
Oberhofer Straße 28
87471 Durach/Kempten
Tel. (08 31) 6 06 47
Fax (08 31) 6 43 71

Alle Informationen bitte mit frankiertem und adressiertem Rückkuvert anfordern.